歯科医院経営
実践マニュアル

増患増収の予防歯科医院づくり
～予防歯科の導入に成功した歯科医院の全ノウハウ～

デンタルヘルス アソシエート代表
岩田 健男 著

いしかわ歯科医院院長
石川 明 著

クインテッセンス出版株式会社　2008

Tokyo, Berlin, Chicago, London, Paris, Barcelona, Istanbul, Milano, São Paulo, Moscow, Prague, Warsaw, New Delhi, Beijing and Bukarest

● はじめに

　本書は、来るべき予防歯科時代における歯科医院の生き残りのための作戦のノウハウとハウツーを、著者らの実際の臨床とその経験をもとにわかりやすく解説したものです。執筆に際して、歯科医師の読者に何かを教えようなどといった高邁な気持ちはさらさらありませんでした。せめて、正しいと思う知識を分かち合えればと願いつつ上梓させてもらいました。そして、厳しい時代に頑張っておられる一般臨床医の先生方を、少しでも勇気づけるように本書が出来上がっていればいいなと考えています。

　第1章に明記しましたが、現在、世界中の歯科界で、修復歯科全盛期が予防歯科黎明期へとパラダイムシフトしています。これから10年～15年でそのバランスは逆転していることでしょう。時代のこの変化についていけないと、歯科医院の経営もおぼつかなくなります。修復歯科はどちらかというと歯科医院利益誘導型でしたが、予防歯科は明らかに患者利益誘導型にならざるを得ません。近未来の歯科医院経営が抱える重大な課題がそこにあります。

　第2章では、日本で実践できる予防歯科について、その考え方を述べました。北欧発の予防歯科の形態をそのまま取り入れても、うまくいかないことがよくあります。その土地

に合った木を植えないと、森は育ちません。そこで、日本型予防歯科のあり方について考察しました。院長だけが主役の修復歯科型医院は、患者の数をこなすことで利益を上げなければなりません。院長だけが主役の修復歯科型医院は、患者の数をこなすことで利益を上げなければなりません。患者数が減った時点で方針変更を迫られますが、たいていが遅すぎる対応で、後手に回らざるを得ないことになります。

ここで提案する日本型予防歯科では、院長だけでなく、受付・歯科衛生士・歯科助手・歯科技工士の全員が出番で、スタッフ全員がプロとして責任をもった役割を果たします。そして、患者に最高の予防とケアを提供できるよう全員で努力するわけです。

第3章と第4章は、日本型予防歯科の導入法と、実際の臨床手技について解説をしました。著者らの実体験から学んだ多くの知恵を披瀝した内容です。医学書から学ばずに臨床を実践するのは、海図をもたずに航海に出るのに等しいという例えがあります。ここに提示したさまざまなハウツーを、臨床の場で生かしてみてはいかがでしょう。

第5章は、インプラントのメインテナンスについて解説させていただきました。インプラントの成功・不成功は、インプラント体の生存率だけから判断されがちです。しかし、実際にはインプラント周囲炎がかなりの頻度（15％ともいわれています）で発生していることも事実でしょう。日常臨床では、歯周組織の歯周炎に対してはしっかりとした治療をします。同じ理由で、インプラント周囲炎も十分に治療されるべきでしょう。歯周病と同様に、インプラント周囲炎のメインテナンスによる予防が、これから大きな課題として取

第6章では、予防歯科の実践に不可欠なコミュニケーションについてまとめました。歯科医がもっとも拒絶感を覚えるのは、患者から治療計画や治療内容を拒否されることもあるでしょう。また、人間同士としての相性の不一致の結果、個人的に拒絶されることもあるでしょう。これらはほとんどが患者とのコミュニケーションの不備から生じます。技術の質だけで語れないのが、日常臨床の世界です。

歯科診療では、歯科医が患者と対応する際にはコミュニケーションの心構えが不可欠なようです。患者が疾患と治療を自分の問題としてとらえ、治療の選択肢についての答えを出すべきという考え方が大切です。

歯科医は患者を説き伏せることはできても、治療を無理強いできませんし、その診療費を払わすことはできません。そして、患者を満足させることもできませんし、ひいては紹介患者を送ってもらうことはあり得ません。

この本を読まれる先生は、日常臨床に予防歯科を導入することの重要性をすでに感じておられる方がほとんどと思います。少しでもそのお手伝いができれば、著者一同、本望と考えます。

平成20年10月5日

岩田　健男

●もくじ

第1章 日本の歯科医療のパラダイムシフト／11

1 日本の近代歯科は米国発の歯科3大発明から始まった／12

2 1970年代と1980年代：「北米型修復歯科」の時代／14
1950〜60年代の歯科の3大発明(14)／長期経過から見た補綴の反省点(16)

3 1990年代：「パラダイムシフト」のための揺籃の時代／19

4 2000年代：「北欧型予防歯科」の時代／25
北欧型予防歯科モデル(27)／咬合病と審美病(29)／歯周医学と遺伝子情報にもとづく歯科医療(32)

5 選ばれる歯科医院へ／34
患者は今、何を求めているのか(34)／受診率のリサーチ結果から見えてきた歯科治療に対する患者の意識とこれからの歯科医院のあり方(35)／受診するか、受診しないか…その決定要因とは？(36)／性別・職業別・年齢別と受診率との関連性(37)／森本の健康指標と受診率(38)／リサーチを分析した結果、患者は10グループに分類できた(39)／受診率を

6

目次

第2章 これからは日本型予防歯科が主流となる／57

1 歯科医療従事者と患者、それぞれの意識が変化している／58
予防歯科の到来で日本の歯科医療は大きく変わる(58)／歯周治療の対象が拡大している(61)／2000年代以降の患者サイドの変化を見ると(63)

2 日本型予防歯科に求められるもの……67
DMFT指数から日本の現状を見ると(67)／修復と予防のトータルケアが現実路線！(68)

3 日本型予防歯科を導入するための留意点／73
「地方だから……」は大きな誤解！(73)／自由診療のPMTCは導入直後から適正な料金で始めよう(76)／自由診療のPMTCのコンサルテーション法(77)／実際の症例では……(79)／実際の症例が教えてくれること(83)

6 修復歯科と予防歯科の経営的両立をはかる／43
診療所の規模から見ると……(44)／患者層を分類すると……(47)／歯科治療費に関する課題(52)

7 日本の歯科界に必要な変革とは／53

向上させるために(41)

第3章 予防歯科の具体的な導入と実践方法／87

1 予防歯科導入はまず自院を分析することから／88／自由診療の予防メインテナンスを避けたほうがいい患者さん(93)／患者さんのターゲットを絞る(88)

2 予防歯科の具体的な実践方法／95

3 予防歯科導入後の理想的なスケジュール／98

4 歯科衛生士に求められるスキルと歯科医院のシステム化／101／知識：歯科疾患だけではなく全身疾患についても(105)／メインテナンスに関する用語を院内で統一する(108)／ホスピタリティあふれる接遇力が患者さんの心をつかむ(109)／予防歯科の導入で、歯科衛生士のモチベーションが高まる(111)技術力：医院全体のスキルアップを(101)

第4章 予防歯科にはこんなオプションがある／113

1 予防歯科の主役はPMTC／114／PMTCは「快適さ」「心地よさ」を提供してくれる(114)／PMTCとスケーリング、こ

目次

第5章　予防処置としてのインプラントとインプラント補綴後のメインテナンス／159

1　予防処置としてのインプラント——口腔機能を保護する／160

2　インプラント補綴後のメインテナンス方法／163

　メインテナンスは3つの方法からなる／163／スタンダードなメインテナンス期間とその

2　こが違う／PMTCを自由診療で行うワケ(117)／一般診療と差別化をはかる——"予防専用的"個室のすすめ(118)／症例に応じてPMTCの器具や手順を使い分けよう(120)／いしかわ歯科医院で使っている器具・製品(125)／自由診療のPMTCで患者さんを感動させるための秘訣(130)／PMTC（自由診療）を避けたほうがいい患者さん(132)

3　3DSはPMTCとのコンビネーションが必須

4　う蝕予防にはフッ素が効果的！／154

5　2次予防・3次予防から1次予防へ——小児への取り組み／156

2　唾液検査は、患者の口腔内の情報の宝庫！／133

　唾液検査はどんなときに必要？(133)／唾液検査を行う際に注意すべきことは……(142)／検査結果を患者さんへフィードバックする大切さ(143)／〈資料〉歯の健康検査報告書の解説見本(146)

／151

9

第6章 予防歯科実践に役立つコミュニケーション技法／173

流れ(164)／インプラントのプロービングを行う際の留意点(166)／資料としての口腔内写真はきわめて重要！(170)

1 NBMの導入が患者さんとの関係をスムーズにする／174
NBMとEBMは"車の両輪"(175)／NBMを生かした効果的な対応を(175)

2 デンタルコミュニケーションが来院の動機づけとなる／179
デンタルコミュニケーションは信頼関係構築のための有効なツールである(179)／コミュニケーションに必要な3大スキル(181)

3 医療者と患者とのコミュニケーションギャップを埋める
——レベル・ベクトル分析／184
そもそも医療者と患者に認識のズレはなぜ起きる？(184)／コミュニケーションギャップを理解した診療のすすめ方(188)／GROWモデルによるオーダーメイドのメインテナンス計画を立てる(192)

イラスト：伊藤 典

第1章
日本の歯科医療のパラダイムシフト

1 日本の近代歯科は米国発の歯科3大発明から始まった

 日本の歯科医療の1970年代と1980年代は「過去に学べ」の時代でした。1950年代に米国で出現した歯科の3大発明(高速切削タービン、精密弾性印象材、金属焼付けポーセレン)や歯周外科、ナソロジーを、何とかものにしようとしてテクニックを磨くのが中心の臨床であったといえます。

 1990年代は、それらを踏襲しつつも、反省の意味も込めて、接着歯科、オッセオインテグレーテッド・インプラント、歯周形成外科など、過去とは異なる技術の革新が集中的に達成されました。まさに、過去は参考にすぎず、「過去にこだわらない」の時代となったのです。

 今、私たちが生きている2000年代には、どのような歯科医療が実践されるのでしょうか？
 病気の種類と国民のニーズの変化によって、今までとは異なる枠組み(パラダイムシフト)が徐々に幅を利かす時代がきそうです。すでに「修復」から「予防」への転換は到来

12

第1章　日本の歯科医療のパラダイムシフト

しつつあり、読者の皆さんも、その気配を実感しておられることでしょう。

著者らがこの15年間力説してきた歯科の非感染性慢性疾患（歯科生活習慣病）も顕在化がすすみそうです。つまり、咬合病（咬み合せ病）と審美病（美しくなりたい病）の患者が増えることになるでしょう。

そして、歯周医学（ペリオドンタル・メディスン）の普及と遺伝子情報にもとづく歯科治療は、中高齢者人口の増加に伴う高齢社会でのQOL（生活の質）の向上の面から問われるようになります。

ここへきて、にわかに「過去を気にするな」の時代が到来しそうです。臨床の現場で、このパラダイムシフトをどう受け止め、変化の先が読めるか否かの判断が、歯科医師一人ひとりに改めて迫られつつあります。

この章では、日本の歯科医療の変遷を歴史的に検討し、グローバルスタンダード（世界基準）を踏まえた「近未来の歯科医療のあり方」について考察していきます。そして、「とにかく元気がない」といわれる日本の歯科界を活気づけるための、新しい構想についても微力ながら提言していくことにします。

13

2 1970年代と1980年代：「北米型修復歯科」の時代

1 1950～60年代の歯科の3大発明

　1950～60年代に米国（USA）において、高速切削器具（タービン）、精密弾性印象材（ゴム系）、金属焼付けポーセレン（セラモメタル）が開発され、臨床に導入されるに伴い、補綴の術式が一変されることになりました。

　ダイヤモンドバーとタービンの併用で、歯牙切削が飛躍的に効率化されました。また、ゴム系精密弾性印象材の普及により、口腔外（技工室）で修復物の製作をする間接法が主流となり、より精度の高い技工と補綴が現実的なものとなったのです。

　その結果、切削器具と印象材の革新は、鋳造冠が開面冠やバンド冠などに取って代わる原動力になったわけです。一方、金属焼付けポーセレンの出現を機に、前歯や小臼歯といった審美領域に、鋳造冠の強度とポーセレンの審美性を兼ね備えた修復法が、広く臨床応用されることになりました。

　これら米国発の1950～60年代の3大発明は、わが国はもちろん、ヨーロッパ、オーストラリア、アジアの先進国の歯科医療に絶大な貢献を果たすこととなり、日本の歯

第 1 章　日本の歯科医療のパラダイムシフト

〔図表 1〕1950〜60 年代の歯科の 3 大発明と
　　　　 いわれた高速切削タービンとセラモメ
　　　　 タル

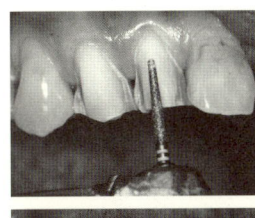

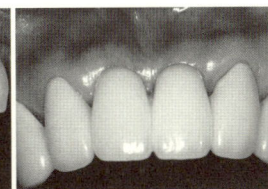

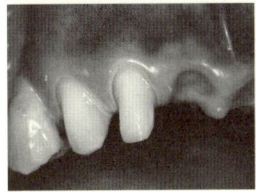

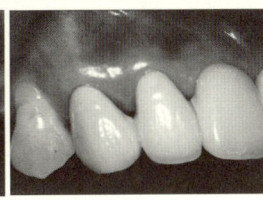

高速切削ービン
歯牙切削の効率化
(Osborne 1951)

セラモメタル
審美性・適合性・人工
(Ryge 1965)

〔図表 2〕　精密弾性印象材も 3 大発明のひとつ

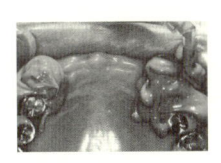

精密弾性印象材
hydrocolloid（1949）
polysulphide（1951）
polym. silicone（1970）
polyether（1972）

間接法の普及　→　補綴、技工、咬合の発展

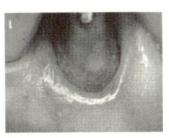

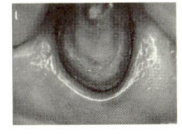

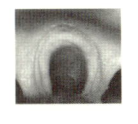

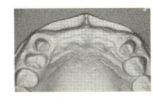

addition silicone（Braden 1976）

科界も 1970 年代から 1980 年代にかけて、「過去に学べ」の時代を経験することになります。

1950〜60 年代に米国で進歩した歯科医療の中で、後世に大きな影響を与えた別な二つの分野も忘れてはなりません。ナソロジーと歯周外科の出現です。ナソロジーは下顎位、下顎運動、咬合面形態などを、

15

機械的に咬合器上に再現し、顎口腔系に調和する補綴物を製作する手法を具現化しました。この考え方と技術は、現在の咬合治療の基盤となっています。

時を同じくして、フラップ手術を中心とする歯周外科手術の基本が作られ、1950年代から1960年代にかけて歯周治療が飛躍的に普及しました。しかし、歯周組織の切除術による歯周病の病因除去治療が主体であったため、術後の耐久性や審美性に問題を残すことが多かったのも事実です。この課題は、後の生物学的幅の再構成、歯周組織のバイオタイプ分類などの新しい考え方を生む源となります。

2　長期経過から見た補綴の反省点

一方、歯科の3大発明を足がかりとした補綴技術の発展と普及が、約25年を迎えることで、一定の成果が臨床的に見え始めるようになりました。

1993年に発表された論文で、小林ら（新潟大学）は、補綴歯は健全歯と比べて喪失率が高く、その原因の大半がマージンの2次う蝕、根尖病巣、破折、歯周疾患であることを立証しました。海外の論文でも、10年以上経過した補綴物は単冠で10％、ブリッジで25％、失活歯ではプラス10％の失敗率になることなどが、次々に披瀝されるようになりました。

過去の例が示すように、ミスを犯すのは人間、原因は人間のミスしかない、という教訓

16

第1章　日本の歯科医療のパラダイムシフト

〔図表3〕 補綴の4つの失敗の原因──
　　　　2次う蝕、根尖病巣、破折、
　　　　歯周疾患

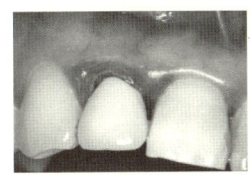

1. 2次う蝕

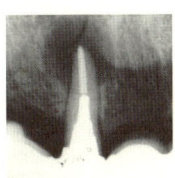

2. 根尖病巣

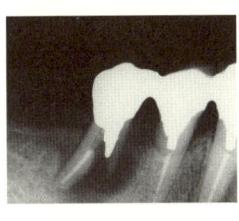

3. 破折（歯冠：歯根）

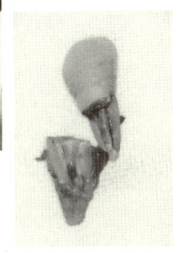

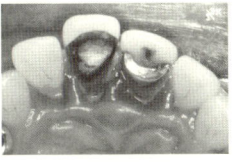

4. 歯周疾患

は奇しくも生きていたということです。

1990年代直前になって、「過去に学べ」の時代がそろそろ定年を迎え、新しい手法による、より耐久性の高い治療が望まれだしたはずです。過去は参考で、「過去にこだわらない」時代が待ちわびられる機運も高まっていたのではないでしょうか。

1950年代から約半世紀にわたって、歯科医療の発展と普及に貢献した北米型の歯科修復モデルは、う蝕と歯周病の治療であり、絶大な貢献をしたにもかかわらず、結果的に

17

〔図表4〕　クラウン・ブリッジの失敗率

補綴物	失敗率	原因	
単冠	11％	エンド	3％
		ペリオ	0.6％
		2次う蝕	0.4％
ブリッジ	26％	エンド	11％
		ペリオ	4％
		2次う蝕	18％
ポスト・コア	10％	破折	3％
		ペリオ	2％
		2次う蝕	2％

（Goodacre CJ,　JPD 2002）

は、再治療や欠損補綴には限界があることを露呈するに至ったわけです。

《まとめ》1970年代と1980年代の日本の歯科医療

① 歯科の3大発明に象徴される、北米型修復歯科モデルのパラダイムが20世紀中頃（1950年代と1960年代）に出現しました。

② このモデルは、補綴・歯周・咬合の治療テクニックを基盤としていました。

③ このモデルは、う蝕と歯周病の治療および近代歯科のグローバリゼーションに大きな貢献をしました。

④ 約25年で、このモデルの欠点が指摘され始めました。再治療症例では、耐久性に限界があることが判明したのです。

18

3 1990年代：「パラダイムシフト」のための揺籃の時代

〔図表5〕 修復歯科治療の意義 (岩田：1992)

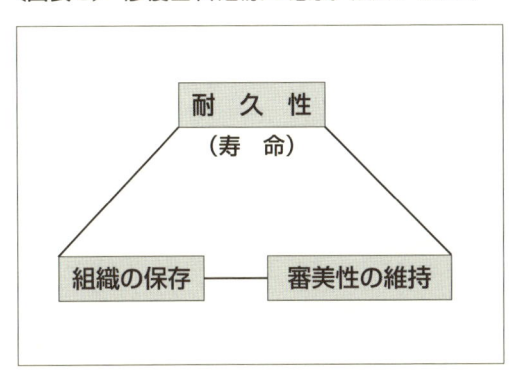

```
      耐 久 性
       (寿 命)

  組織の保存 ─ 審美性の維持
```

1990年代の歯科界は、ひと言でいうと、「古いパラダイムから見て、妖しく見えるほど魅力がある」ことが認識された時代といえます。

その代表的なものとして、日本発の「接着歯学」と「MI (Minimal Intervention)」の概念の出現、北欧発のオッセオインテグレーテッド・インプラントの普及、および北米発の歯周形成外科の導入などがあげられるでしょう。過去を参考にしつつも、「過去にこだわらない」姿勢がハッキリしてきたのです。

以前は、補綴といえば、歯周・歯内・咬合・審美の4大要素を満たす修復物の製作テクニックの向上と、器材・材料の開発に従事してきましたが、1990年代の修復治療では、その治療目的を「耐久性」にすえ

〔図表6〕 日本発の接着歯学の出現によって、歯髄保護、歯の延命に貢献

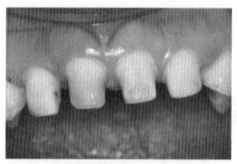

接着歯学（日本発）
歯髄保護
　レジンコーティング
歯の延命策
　接着性レジンセメント

生活歯の歯髄保護

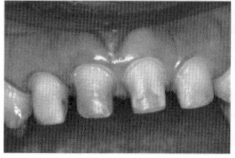

象牙質コーティング 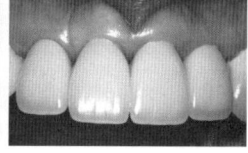　　レジンセメント

〔図表7〕 上図同様、接着歯学の導入により、失活歯の延命に役立つ

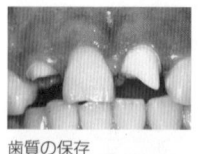

接着歯学（日本発）
失活歯の延命策
　接着性レジン、接着性セメント

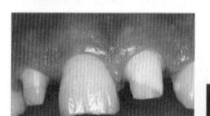

歯質の保存

接着性レジンコア

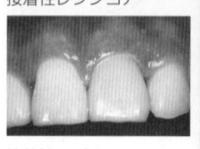

接着性レジンセメント

支台築造と再製率
再製率
n＝8635　n＝1783　n＝301
レジンコア　補綴性レジン　従来型セメントメタルコア
1％　1.3％　10.6％
（山下 教：1994）

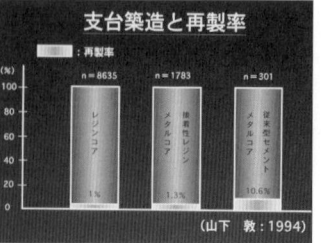

たこと、それを達成するためには「組織の保存」が決め手になること、そして組織の保存の結果として「審美性の維持」が可能なことに、歯科医師が気づきはじめたわけです。コンポジットレジンに象徴された接着歯科であったのですが、日本発の接着歯科が本当の意味で真価を発揮したのは、生活歯の歯髄保護、失活歯の延命、補綴歯の耐久性（寿命）向上に役立ったことであり、他国とは異なる接着歯科の進歩がありました。ひと

第1章　日本の歯科医療のパラダイムシフト

〔図表8〕1969年、ブローネマルクによりオッセオインテグレーションが提唱

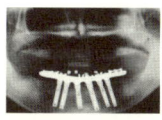

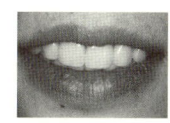

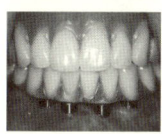

Osseointegration
(北欧発)
無歯顎
フルボーンアンカー
(Branemark 1969)

〔図表9〕1984年、ザーブは部分欠損の補綴治療を発表

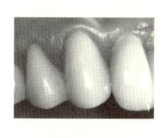

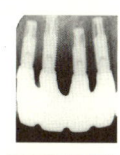

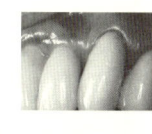

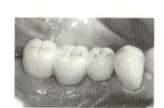

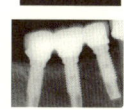

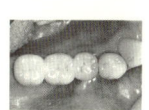

部分欠損症例（Zarb 1984）

〔図表10〕1986年、エリクソンはシングルトゥースインプラントを伝える

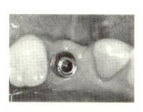

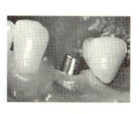

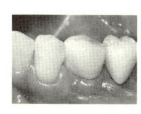

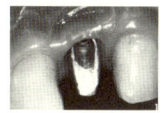

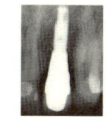

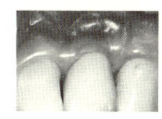

シングルトゥースインプラント
(Ericsson 1986)

昔前は、接着を信じてよく痛い目にあいましたから妖しい手法と考えられていましたが、1990年代には魅力ある手法に生まれ変わってきました。本物と偽物を振り分ける時代に登場したのが、革新的技術の旗頭であるオッセオインテグレーテッド・インプラントでした。無歯顎症例には1969年（ブローネマルク）以降、部分欠損症例とシングルトゥース症例には1984年（ザーブ、エリクソンら）以降、欠損補綴の新しいオプションが登場し、20世紀中に世界の先進国へ急ピッチで波及していき

ました。

インプラント補綴の普及要因として、DMF歯数の減少（3.0未満が目安）と中高齢者人口の増加による少数歯欠損症例の増加や、エビデンスベースの研究論文と豊富な症例報告の存在、社会の関心の高まりなどがあげられます。

日本は、平成11年にDMF歯数が3.0を切りましたし、中高齢者人口が占める割合も急激に高くなってきました。社会の関心も、明らかに高まってきていました。

このように、従来の可撤式義歯やブリッジに取って代わる欠損補綴法として、インプラント補綴が大きな地位を占めつつあるのは事実ですが、この修復法にも欠点はあります。人工歯根であるがゆえの周囲組織の易感染性（Peri-Implantitis）、歯根膜が欠如しているがゆえの咬合性外傷力に対するフィードバック機構の欠落（Overloading）は、臨床的に課題となっています。

とくに、負担過重に対処するための咬合とバイオメカニクス（生体力学）的な配慮は、この補綴法の耐久性の要であるため、施術にあたっては慎重に症例を検討することが大切になります。歯科医療に絶対はなく、だからこそ歯科医師は悩み続けなければならないようです。

北米発の歯周形成外科の普及には、歯肉と粘膜の審美性の改善が重要とする歯科医師側の認識が背景にありますが、実際には補綴とのからみで、その有効性が認められたと

〔図表11〕 審美補綴の有効性が認知されたのを機に、歯周形成外科の活動範囲が広まった

審美補綴と歯周形成外科
「歯肉が美しくなければ、
審美補綴は成り立たない」

美しくない

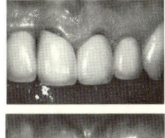

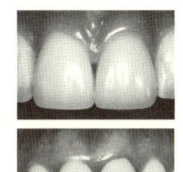

美しい

　審美補綴法は、北米で1985年以降に、本格的に普及し始めましたが、結局のところ、「歯肉が美しくなければ、審美補綴は成り立たない」という発想が、補綴と歯周の両専門医に明確に認知されてから、歯周形成外科の活用範囲が拡大したのです。つまり、有茎弁移植、結合組織移植、骨移植などを補綴と併用することで、耐久性と審美性の維持を両立させることができたといえます。

　また、歯槽骨縁の高さから補綴物のマージンの位置や辺縁歯肉の高さを決める術式が用いられ始めたのも、ちょうどこの頃からで、審美補綴の開花期を迎えることになります。

　この時代のもうひとつの特徴は、歯内治療の結果の見直しと、それを補足するための新しい材料とテクニックが出現したことです。

天然歯の修復治療の結果、歯髄疾患と根尖病巣が失敗原因として明確化したこと、さらに、歯内治療後に修復処置をしても、根尖病巣の再発、歯根破折などが生じ、治療が失敗に終わることなどが多数報告されたためです。その結果、根管の拡大法、根充法、滅菌法、およびそれらに関連した新材料と機器が進歩していったのです。

《まとめ》1990年代の日本の歯科医療

① 修復歯科モデルのパラダイムが、耐久性─組織の保存─審美性の維持へとシフトしました。

② 日本発接着歯学、北欧発インプラント、北米発歯周形成外科がこのモデルの代表格でした。

③ このモデルは、う蝕と歯周病に起因する病変の治療（修復と欠損補綴）に貢献しました。

④ 北米型修復歯科モデルと同様、このモデルも、再治療症例と欠損補綴症例の耐久性には限界があることを披瀝しました。

4 2000年代：「北欧型予防歯科」の時代

今までとは異なる歯科医療が芽吹き始めていることに、歯科界が実感として気づき始めたのは最近になってからです。

修復歯科から予防歯科への変遷、非感染性慢性疾患（咬合病や審美病など）の顕在化、歯周医学の普及、および遺伝子情報にもとづく歯科治療などが、徐々にポピュラーになる気配です。こうなると、生き残りのためには「過去は気にせず」「変化の先を読む」ことが必要な時代になります。

修復歯科モデルから予防歯科モデルへのシフトは、北米のグローバルスタンダードが北欧のグローバルスタンダードへと変化することを意味しています。

予防歯科では、症状だけでなく病因の治療に主眼がおかれ、病因に関する危険因子の検討（診査、診断）が中心の歯科モデルになります。これは、口腔の健康を維持するには、新たなシステムが不可欠であることの啓示ともいえます。

そこで、私たち日本の歯科医療はどうあるべきかという選択と葛藤に直面することになったのです。20世紀型の成長モデルである修復型歯科医療を継続して「今までどおりの

〔図表12〕　患者のニーズは予防歯科へシフトしつつある

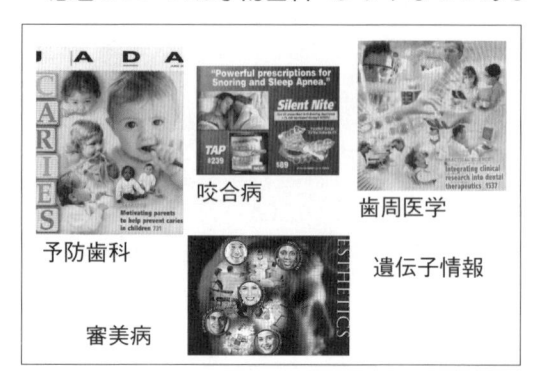

予防歯科　咬合病　歯周医学　審美病　遺伝子情報

〔図表13〕　12歳の永久歯DMF歯数（日本）　　　　　（単位＝本）

	平成元年	7年	8年	9年	10年	11年
喪失歯	0.04	0.05	0.04	0.04	0.04	0.04
むし歯						
処置歯	3.05	2.69	2.56	2.43	2.25	2.09
未処置歯	1.21	0.98	0.90	0.87	0.81	0.79
DMF歯数	4.30	3.72	3.50	3.34	3.10	2.92

（平成11年度学校保健統計調査）

流れにまかせる」か、予防型歯科医療を積極的に取り入れて、「一人ひとりが口腔環境をいかに守るかと問いかける」という、21世紀型の新しいモデルの構築に着手するか否かという課題が見えてきます。

私見ですが、この新しい予防歯科モデルを構築するには、10年ないし15年の歳月を要すると思われ、その間は今までの修復歯科モデルで、患者のニーズの大半を満たすことができるでしょう。

しかし、ひとたび予防歯科モデルが国民の健康意識の中に定着し始めると、これから

第1章　日本の歯科医療のパラダイムシフト

〔図表14〕　修復歯科から予防歯科へのパラダイムシフト

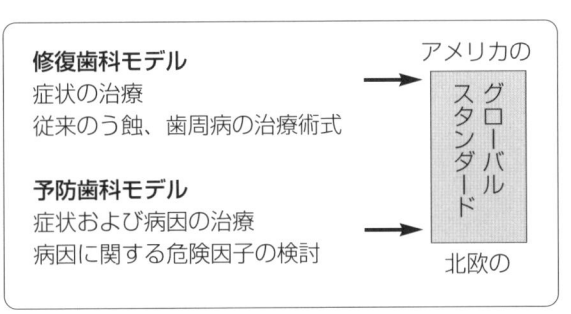

修復歯科モデル
症状の治療
従来のう蝕、歯周病の治療術式
→ アメリカのグローバルスタンダード

予防歯科モデル
症状および病因の治療
病因に関する危険因子の検討
→ 北欧の

の歯科医師には予防歯科治療、咬合病、審美病、歯周医学、遺伝子情報といった新しい分野の知識と治療テクニックが不可欠になります。途端に、患者のニーズが変化して、歯科医師は安閑とはしていられない状況に追い込まれることになるでしょう。

1　北欧型予防歯科モデル

これは、①TBIによるプラークコントロール、②機械的プラークコントロール（主に自宅療法）、③歯科衛生士による機械的口腔清掃（Professional Mechanical Tooth Cleaning）、④化学的プラークコントロール（Professional Chemical Plaque Control）をその骨子とします。

簡単にいいますと、TBI、スケーリング、ルートプレーニング、治療後の歯周管理（Supportive Periodontal Therapy）がメインの歯科治療で、明らかに歯科衛生士が主役の治療内容といえます。米国歯周病学会（AAP）の歯周組織の状況分類の歯肉炎、初期の歯周炎および中等度

27

〔図表15〕 歯周組織の状況（AAP 1999）

歯肉炎	歯肉のみの炎症
初期の歯周炎	骨と付着の軽度の喪失
中等度の歯周炎	骨の進行性吸収。軽度の根分岐部病変と歯の動揺
進行した歯周炎	骨の50％以上の吸収。明確な根分岐部病変と歯の著しい動揺
難治性歯周炎	骨と付着の持続的喪失。通常の歯周治療では治癒しない

〔図表17〕補綴後メインテナンス

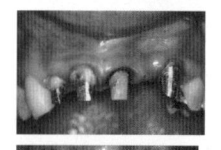

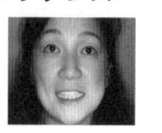

SUPPORTIVE PERIODONTAL THERAPY

〔図表16〕 機械的清掃

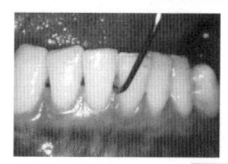

PROFESSIONAL MECHANICAL TOOTH CLEANING

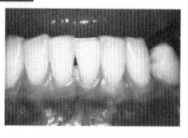

の歯周炎といった、全歯周病の9割を占める症例が、予防歯科の担い手である歯科衛生士によって治療されることになります。

20世紀の旧来型歯科医院は、院長だけが出番で、修復治療を数多くうまくこなすことで十分な診療報酬が得られる歯科医院利益型でした。それに対し、21世紀の近未来型歯科医院は、歯科医師・歯科衛生士・受付など、スタッフが全員出番で、予防歯科という異質の歯科治療に取り組み、質的発展を目指して患者利益優先型に変身することになります。

歯科医師のミッションは、歯を治すことから患者を診ることへ、さらに患者に喜んでもらうことへと意識変化し

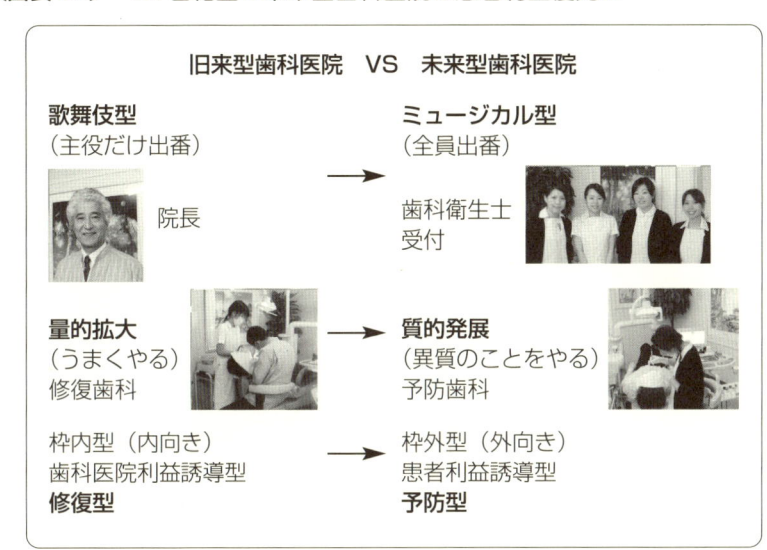

第1章　日本の歯科医療のパラダイムシフト

〔図表18〕　21世紀型の未来型歯科医院は患者利益優先に

```
          旧来型歯科医院　VS　未来型歯科医院

    歌舞伎型                    ミュージカル型
    （主役だけ出番）      →    （全員出番）
                                歯科衛生士
          院長                  受付

    量的拡大              →    質的発展
    （うまくやる）              （異質のことをやる）
    修復歯科                    予防歯科

    枠内型（内向き）      →    枠外型（外向き）
    歯科医院利益誘導型          患者利益誘導型
    修復型                      予防型
```

ていきます。一方、医は仁術とはいえ、歯科治療で生計を立てる以上、ビジネスですから、この新モデルの中で、いかに経営を成功させるかも大切なチャレンジになります。

2　咬合病と審美病

医科の病態の変化からも明らかなように、中高齢者の患者が増えると、生活習慣病（非感染性慢性疾患）が顕在化します。歯科の生活習慣病としては、咬合病と審美病があげられます。

咬合病（Occlusal Disease）は、１９７０年にギシェーによって指摘されていました。歯の咬耗、歯髄炎様の痛み、歯の動揺、破折、垂直性骨吸収、筋肉の痙攣と疼痛、顎関節障害を症状とす

29

る非感染性慢性疾患です。

この病気には、精神的要因が関与し、心理的ストレスが少なからず反映しています。しかし、ストレスの原因が判明したとしても、歯科医師が原因除去できることはほとんどないといっていいでしょう。

したがって、咬合病（咬合に由来する顎関節症）か、医科の疾患に由来する顎関節症かの鑑別診断の能力が、歯科医師に求められてきます。また、咬合病の対症療法をマスターすることが必須となります。スプリント療法の適応症の理解が重要です。

〔図表19〕非感染性慢性疾患とは？

感染性慢性疾患
・う蝕
・歯周病

非感染性慢性疾患
・咬合病
・審美病
（歯科の生活習慣病）

価値観は変わる

〔図表20〕歯科医師に求められる咬合病（顎関節症）への対応

成功の鍵：患者（症例）の選択
・歯科性顎関節症（咬合病）
　鑑別診断 → 1．筋肉性
　　　　　　 2．顎内性
　　　　　　 3．関節性
・医科性顎関節症

〔図表21〕スプリントはさまざまなタイプがあり、鑑別診断能力が問われる

アンテリア・シグメンタル　スタビリゼーション・タイプ　ミニ・スプリント

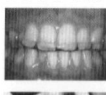

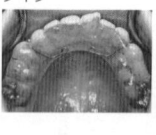

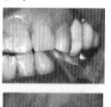

患者は変化を求める保守主義者である。TMD患者の治療は、可逆的なスプリント療法が適している。
課題は、どのスプリントを選ぶかである。顎関節症の鑑別診断能力が不可欠である。
(Mc Horris, 2000)

第1章　日本の歯科医療のパラダイムシフト

〔図表22〕　　　　　　　　審美とは？

審美　BEAUTY
1．主観的な美しさ（患者側）
　　SUBJECTIVE BEAUTY
2．客観的な美しさ（医療側）
　　OBJECTIVE BEAUTY

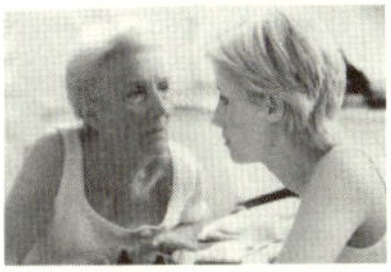

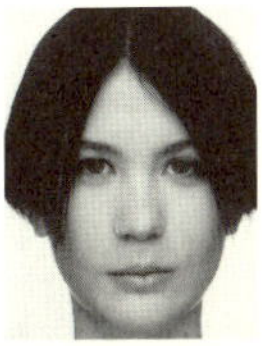

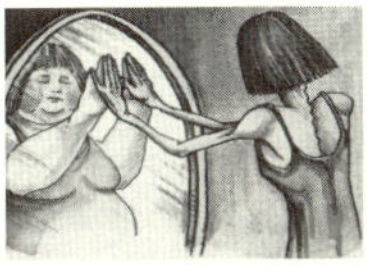

病気治療 → 健康増進 → アンチエイジング
THERAPY ENHANCEMENT ANTI-AGING

審美病は著者らの造語で、平易にいえば「美しくなりたい病」です。現在のところ、矯正、審美修復（補綴）、ホワイトニングなどがその代表的な技法です。

この病気にも精神的背景があり、患者からの主観美の主張が顕著になります。患者の欲する美（主観美）が何であるかを明確に把握することは難しいですが、それを調和のとれた美（客観美）といかに融合させるかが課題になってきます。

「美しいものが美しいのではない。好きなものが美しいのだ」という患者側の主張ですから、医療的対応はそれなりに困難をきわめることが多くなるでしょう。とくに、色、形、配列、大きさなどの審美的要素と耐久性を、いかに調和させて具現化するかは大きな問題になります。

3 歯周医学と遺伝子情報にもとづく歯科医療

昨今、医科の生活習慣病（高血圧、糖尿病、高脂血症、肥満）と歯周医学（Periodontal Medicine）との関連が注目を浴びています。糖尿病、心臓疾患、呼吸器疾患、喫煙、骨粗鬆症、早産、低体重出産などと、歯周病との関連が徐々に明らかにされつつあります。

〔図表23〕　死の四重奏

慢性非感染性疾患	ペリオドンタルメディスンとの関連性
1．高血圧（Hypertension） 2．糖尿病（Diabetes） 3．高脂血症（Atherosclerosis） 4．肥満（Obesity） 　　＋喫煙とアルコール ・高血圧患者　　700万人 　　軽症　　　　2500万人 ・糖尿病患者　　690万人 　　軽症　　　　1380万人 　　　　　　　　（1998年）	

〔図表24〕　生活習慣病の関心とともに歯周医学が注目を浴びる

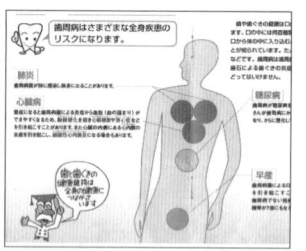

歯周医学の普及
糖尿病
心臓疾患
呼吸器疾患

喫煙（タバコ）
骨粗鬆症
早産、低体重児出産

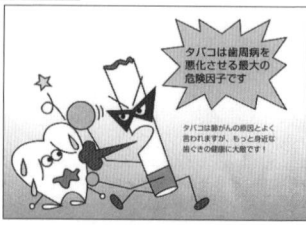

第1章　日本の歯科医療のパラダイムシフト

〔図表25〕　遺伝子情報と歯科医療との関係は
　　　　　　いまだ未知数

> **クローン羊「ドリー」は6歳で死んだ**
>
> 　遺伝子組み換え技術が期待されたほど農産物の増収につながらず、臓器移植は未だ有効な延命医療とならず、ES細胞はその分化こそ誘導できても増殖を制御できず、クローン羊ドリーは奇跡的に作り出されるも早死にしてしまった。

裏を返せば、歯周病はさまざまな全身疾患のリスクになるということで、歯科医は無知ではいられません。

遺伝子組み換え技術と歯科医療との関係について、著者は明るくないので解説は避けますが、遺伝子組み換え技術が期待されたほど農産物の増収につながらず、臓器移植は未だ有効な延命治療とならず、ES細胞はその分化こそ誘導できても、増殖をコントロールできていない現状から見て、今のバイオテクノロジーに何か欠陥があって、本質的な見直しが必要ではないかと疑ってしまいます。

《まとめ》2000年代：「北欧型予防歯科」の時代

① 修復歯科モデルが予防歯科モデルへパラダイムシフトするには10〜15年の年月がかかります。
② 歯科の生活習慣病（非感染性慢性疾患）が顕在化します。
③ 咬合病、審美病、歯周医学の症例が増加します。
④ 遺伝子情報にもとづく歯科診療は、未だ確立されそうにないでしょう。

33

5 選ばれる歯科医院へ

1 患者は今、何を求めているのか

2005年に、浜松市と湖西市の住民2000人を対象に、歯科に関するマーケティング・リサーチが実施されました。

この研究は、特定非営利活動法人日本顎咬合学会が、早稲田大学アジア太平洋研究センター（主任教授：遠藤功）に委託研究として依頼したものです。リサーチの結果は2007年に同センターの『国際経営・システム科学研究』第38号に論文として掲載されました。

その後、同論文は日本顎咬合学会『咬み合わせの科学』第27巻第3号（2007年11月）に受括研究論文として引用、転載されました。

日本顎咬合学会の会員のほとんどは、歯科医療従事者（歯科医師、歯科衛生士、歯科技工士）と歯科関連業者で、本研究の結果は、これからの日本の歯科臨床に対して患者が何を求めているのかを知る上で、会員にとってはきわめて多くの示唆に富んでいると考えられます。

本書の読者も開業歯科医師がほとんどと推測します。このリサーチ結果から見えてきた

34

第1章　日本の歯科医療のパラダイムシフト

情報を理解して、対応策を持つことは、歯科医院の経営を順調に運営していく上で、きわめて有意義と思われます。そのような理由で、ここにリサーチの要旨を報告することにします。

著者らは多くの知り合いの歯科医師と、このリサーチ結果の意義について話し合ってきましたが、おおむねのところで賛同を得たものの、大なり小なり、地域差による偏りがあることが判明しています。したがって、読者におかれても、その点に関してはお含みおきを願いたいと思います。

2　受診率のリサーチ結果から見えてきた歯科治療に対する患者の意識とこれからの歯科医院のあり方

歯や歯肉に対して何らかの意識がある人が多いにもかかわらず、歯科診療推計患者数は大幅に減少し続け、その一方で現時点での歯科医師数は約10万名を、歯科クリニック数は7万軒を超える勢いで、毎年増加しています。

また、医療保険財政は周知のごとく膨大な赤字を累積しており、現在の国民皆保険医療制度に対して大幅な財政的メスを入れざるを得ない状況です。このように、需要と供給のアンバランスとそれを取り巻く環境の両面において、歯科医療の現状は大変厳しく、今後もさらに予断を許さない状態が続くと思われます。

35

このような問題を解消するために、第一に考えなければならないことは、患者となりうる地域住民のことを今まで以上に理解し、地域住民と真に向き合うことでしょう。

しかしながら、歯や歯肉に対して何らかの意識があるにもかかわらず、歯科診療推計患者数が大幅に減少していることからわかるように、地域住民と真に向き合う歯科クリニックは少ないのが現状です。このことは歯科医療側が「患者となりうる地域住民の受診に対する意識・行動のプロセス」を理解できず、彼らの「受診行動」を促進できていないことが主な理由です。

地域住民が歯科クリニックを受診する、あるいは受診しない要因を明らかにし、受診行動の意思決定にもっとも影響を与える要因をもとに、地域住民を戦略的にグループ分類し、それぞれのグループごとの対応策を明らかにする一助とすることが急務なわけです（『国際経営・システム科学研究』第38号44ページより改変引用）。

3 受診するか、受診しないか‥その決定要因とは？

歯科クリニック受診に関する患者の意識を問うアンケート結果から、受診するか、受診しないかの決定に関連する5つの要因が明らかにされました。

第1要素は「多忙」「通院が面倒」「経済的負担」など受診の妨げに関連する項目で、「障害（多忙・面倒・費用）」と呼ぶことにします。

36

第1章　日本の歯科医療のパラダイムシフト

第2要素は「美容記事・広告への関心」「鏡による歯の観察」といった項目で、「美容・予防意識」と呼びます。

第3要素は「健診による病気と発見の治療勧告」「不快な経験による通院拒絶」と強く関連しており、「治療勧告と不快な経験」と名づけます。

第4要素は「保健所での相談」との関連がもっとも深く、次いで「リコールによる通院」「治療の自由選択」であったので、「気軽な相談機会の提供」と名づけます。

第5要素は「健診目的のみでの受診」との関連がもっとも深く、次いで「リコールによる通院」「治療の自由選択」であったので、「健診目的での通院のしやすさ」としました。

すなわち、以上の5つの要素について、各歯科医院で見直しを実施し、必要とされる対応策を練ることが、患者の受診率を向上する近道であることになります。

4　性別・職業別・年齢別と受診率との関連性

現在受診している患者について、その受診率を性別・職業別・年齢別に分析すると、次のような結果が得られました。

性別では、男女間の受診率に差は認められませんでした。職業別では、受診率は無職および専業主婦／主夫がいずれも30％を超え、製造・加工、販売・サービス・一般事務が25％前後、専門職、自営・会社経営、パート主婦／主夫が約20％、その他12・5％、学生

37

0％の順でした。

配偶者の有無では、差は認められませんでした。子どもの有無では、有意差は認められず、幼稚園以下で15・4％とやや低値を示しました。

男女別受診率の年齢推移では、全体として、男女とも年齢が増大するにつれて受診率が増加する傾向が認められました。受診率を細かく見ると、男女35～44歳、女性60～64歳で全体の傾向よりやや高い値を示しました（『国際経営・システム科学研究』第38号48ページより改変引用）。

5 森本の健康指標と受診率

森本の健康指標において「喫煙なし」「過度の飲酒をしない」など良好なライフスタイルをとっている群は、そうでない群に比べて、いずれも受診率が高くなりました。とくに、定期的な運動、栄養バランス、ストレスにおいて、その差は顕著でした。

※森本の健康習慣の指標を参考までに示します。

1 タバコを吸わない
2 過度の飲酒はしない
3 毎朝、朝食を食べる
4 毎日、7時間以上眠る

5　毎日、9時間以下の労働にとどめる
6　身体運動を定期的に行う
7　栄養のバランスを考えて食事をする
8　ストレスはあまりない

6 リサーチを分析した結果、患者は10グループに分類できた

研究方法と分析方法については、原著に詳細が解説されているため、ここでは説明を省略します。リサーチの結果から、歯科診療所にとって有意義と思われる情報についてのみ述べてみます。

アンケート回答者の歯科治療への関心度や受診に対する意識の相違を明確にするため、患者の分類が試みられました。

前述の「受診するか、受診しないか：その決定要因とは？」の中で判明した5つの決定要素に対する各回答者のスコアを求め、それを用いて分析が行われました。5つの決定要素のスコアすべてが高値のもの（受診しない要素の少ないもの）から、逆にすべて低値のもの（すべてが受診しない要素になっているもの）まで10個としました。美容・予防意識の高いものから順に、グループA～グループJと名づけられました［図表26］。

結論として、前述の受診するか、しないかの決定要素（5つの要素）をもとに住民を戦

[図表26]

各グループの特徴

グループ[*1]	占有率(%)	受診率(%)	美容・予防意識[*2]	森本の健康指標	性別	年齢	職業	配偶者あり	子ども
A.物言う消費者	9	36	0.830	4.6	やや女性多い(65%)	平均的	専業主婦(主夫)、専門職、無職が多い	67%	幼稚園以下がやや多い
B.ハイエンド・シルバー	4	68	0.802	5.5	平均的	60歳以上が非常に多い(74%)	無職、専業主婦(主夫)、パート主婦(主夫)が多い	58%	平均的
C.働くミドル主婦	14	13	0.766	4.2	女性多い(76%)	45～59歳が多く(46%)60歳以上が少ない(20%)	自営・会社経営とパート主婦が多い	64%	平均的
D.歯科トラウマ・ミドル	5	35	0.533	5.3	やや女性多い(58%)	45～59歳が多く(52%)44歳以下が非常に少ない(8%)	平均的	87%	中学生以下が多い
E.権威崇拝	9	21	0.508	4.6	やや女性多い(63%)	60歳以上が多い(42%)	無職と専業主婦が多い	79%	平均的
F.子育て奮闘ママ	10	15	0.071	3.8	やや女性多い(65%)	25～34歳が多い(27%)	平均的	69%	幼稚園以下が多い
G.コンサバ・シルバー	9	49	-0.328	5.4	平均的	60歳以上が多い(47%)	無職と製造・加工が多い	72%	中学生以上が多い
H.生活奮闘パパ	21	19	-0.467	3.9	男性多い(54%)	25～44歳が多い(44%)	製造・加工、自営・会社経営、一般事務が多い	68%	幼稚園以下が多い
I.体育会系シルバー	7	29	-0.576	5.1	男性多い(57%)	60歳以上が多い(51%)	無職が非常に多く、一般事務がやや多い	69%	中学生以上が多い
J.無関心層	13	7	-0.921	4.0	男性多い(67%)	15～24歳が多い(19%)	学生が多い	63%	平均的

(『国際経営・システム科学研究』第38号より)

[*1] 美容・予防意識の高い順にA、B、C……Jとした。
[*2] スコアは、大きな値ほど受診しやすいように符号をあわせてある。

第1章　日本の歯科医療のパラダイムシフト

〔図表28〕森本の健康指標と受診率の関係*

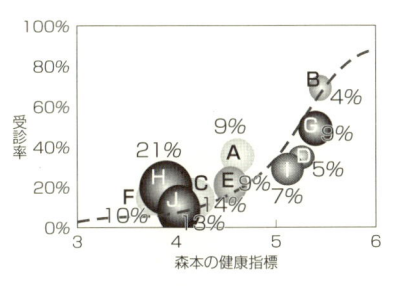

*図中の数値は占有率。
(『国際経営・システム科学研究』第38号より)

〔図表27〕美容・予防意識と受診率の関係*

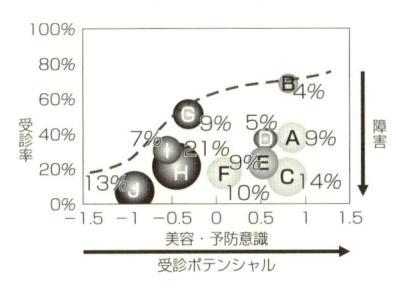

*図中の数値は占有率。破線は障害がない場合の予想受診率曲線。
(『国際経営・システム科学研究』第38号より)

略的に分類すると10グループにまとめられます。各グループには明確な特徴があり、受診を促すきめ細かい施策を行う上でのベースとなるものと考えられます。

7　受診率を向上させるために

(1) 美容・予防意識と受診率の関係

各グループの美容・予防意識と受診率の関係を示します〔図表27〕。

美容・予防意識の高さと受診率は、必ずしも相関したものではなく、障害要素（受診しない決定要因）がない場合の予想受診率曲線を下回っています。これは、障害要素を取り除けば受診率が高まる可能性を示唆していることになります。

(2) 森本の健康指標と受診率の関係

各グループの森本の健康指標と受診率の関係を〔図表28〕に示します。健康ライフスタイルを表す

41

森本の健康指標と受診率は、顕著な相関関係を示しています。

《まとめ》選ばれる歯科医院へ

① わが国の歯科クリニックに対する住民の受診行動は、意識がありながらも行動しないという、意識と行動の不一致がおきており、受診率が著しく低い傾向にあります。

② こうした現状を打開するために、住民の受診意識を向上させ、受診を阻害する障害を取り除く施策を考案することが必要です。

③ その結果、歯に対する美容・予防意識が高いグループほど、障害要素（受診しない要素）を緩和すれば、受診率が大きく上昇する可能性があること、また障害要素さえ緩和されれば、受診率が大きく上昇するグループが多数存在することが判明しました。

④ これらの結果をもとに、障害要素を緩和する施策を歯科クリニックが行うべき対応策、行政・学会が行うべき対応策に分け、中長期的な視点で住民意識の向上に取り組むことが求められていることが判明しました。

＊本研究は日本顎咬合学会からの受託研究として、早稲田大学アジア太平洋研究センター（主任教授：遠藤功）により実施されました。

6 修復歯科と予防歯科の経営的両立をはかる

前述したように、修復歯科モデルは、どちらかといえば院長が主役で、修復処置を数多くやればやるほど、歯科医院に利益を誘導できる診療体系でした。

しかし、修復処置のニーズが徐々にではありますが減少してくると、歯科医院の治療利益も徐々に減ってきます。そこへ、予防志向の患者ニーズが徐々に増加していくと、歯科の治療内容が変化してきます。

予防歯科は、修復歯科とは異なり、歯科医院への収益と利益率があまりよくなく、どちらかといえば患者利益誘導型です。

ここで問題になるのは、2つのモデル、つまり修復歯科モデルと予防歯科モデルを患者のニーズに合わせつつ、いかに経営的に両立していくかです。これを考えるにあたって、2つの分析をすることを提案します。

ひとつは、歯科診療所の規模の認識です。現在の診療所におけるスタッフ数、チェア台数、および患者数が主な要素になります。

もうひとつは、来院する患者層の分類で、予防、修復、審美、包括の4つに分けて、そ

れぞれの割合を大まかに把握することで、診療体系のあり方を推し測ることができます。そして、診療所の規模と患者層の分類をもとに、歯科医院の治療内容の維持と経営的方策を立てておくべきです。

1 診療所の規模から見ると……

スタッフ数とチェア台数から、小規模診療所、中規模診療所、および大規模診療所の3つに分類して見ていくことにします。

(1) 小規模診療所

これは歯科医師1名、歯科衛生士1名または歯科助手1名のスタッフ構成からなる診療所を指します。チェア台数は3台以下で、次の特徴があります。

① 多数の修復患者を、院長が主役になって治療するだけであれば、きわめて経営効率がよい医院です。

② 歯科医院の成長とともに、修復患者数は徐々に減り、リコール患者を含む予防とメインテナンス志向の患者が増えるようになり、全体としての患者数は維持されます。

③ 予防志向の患者が増えすぎると、経営効率は低下していきます。これを補正するには、後述の中規模診療所へのスタッフ数とチェア台数を増やす必要があります。そして、後述の中規模診療所への移行を配慮せねばなりません。

44

第1章　日本の歯科医療のパラダイムシフト

④ 小規模診療所を維持したまま、より経営効率のよい診療内容を維持したい場合には、少数の審美患者と包括患者を長時間診療する体系にしていく必要があります。

(2) 小規模診療所から中規模診療所へ

患者数の増大とともに、診療内容も多様化し、患者ニーズも変化してきます。変化するニーズに対応すべく、チェア台数とスタッフ数を増加する必要性が生まれてきます。多数の患者の診療を目的としたスタッフ数とチェア台数の増加は、小規模診療所から中規模診療所への移行によって達成していくことになります。ただし、この移行には次のような変化が生じます。

① 経費・人件費・負債は増大します。
② 基本的には、予防患者と修復患者は代診歯科医師、または歯科衛生士に委ねることになります。
③ 高額治療、または経営効率がいい審美患者層と包括患者層を院長が治療することになります。
④ 経営面から見て、診療日数の増加（たとえば5日間を6日間へ）と診療時間の延長（たとえば朝9時〜夕6時を朝9時〜夕8時へ）を余儀なくされることも生じます。

(3) 中規模診療所

これは歯科医師2〜3名、歯科衛生士または歯科助手2〜3名のスタッフ構成からなる

45

診療所を指します。チェア台数は通常5台～8台で、次のような特徴があります。

① 多数の修復患者と予防患者を治療できます。
② これらの患者は、主に代診の歯科医師または歯科衛生士が治療にあたります。
③ 高度の治療配慮が不可欠な少数の審美患者と包括患者は、院長が治療にあたります。

(4) 大規模診療所

これは歯科医師5名以上、歯科衛生士3名以上、歯科助手3名以上のスタッフ構成からなる診療所を指します。チェア台数は通常8台以上で、次のような特徴があります。

① 多数の修復患者と予防患者の治療ができます。
② これらの患者は、主に代診の歯科医師または歯科衛生士が担当して治療にあたることになります。
③ 少数の審美患者と包括患者も治療できます。ただし、担当歯科医師には高度の治療技術が不可欠です。
④ 経費・人件費・負債など、経営面と人事管理面での院長の才覚が問われます。

(5) 診療所規模の拡大が抱える問題点

診療所の規模を患者数に応じて、小規模から中規模へ、中規模から大規模へと拡大していくと、次にあげるようないくつかの問題点が生じてきます。その克服なくしては、規模拡大の維持は難しくなります。

46

第1章　日本の歯科医療のパラダイムシフト

2 患者層を分類すると……

従来の修復歯科モデルとこれからの予防歯科モデルの両立を実践し、しかも経営的に両立させていくためには、前述の診療所の規模の分類とその認識に加えて、患者層の分類をしなければなりません。

ここでは、患者層を

(1) 予防患者層
(2) 修復治療患者層
(3) 審美治療患者層

① 大きい経費・人件費・負債への対処が必要となります。
② 多数の来院患者数を確保しなければなりません。
③ スタッフの確保とマネジメントが必要となります。
④ 予防患者は歯科衛生士に治療を委ねることになります。
⑤ 審美患者と包括患者は、院長と一部の代診歯科医師が担当します。それでも、治療の質とサービスの維持が困難なことが多くなります。
⑥ 経営上、自費志向の強い審美患者・包括患者と予防患者・修復患者の診療日を区別することになりがちです。または診療時間を延長せねばならない必要性も出てきます。

47

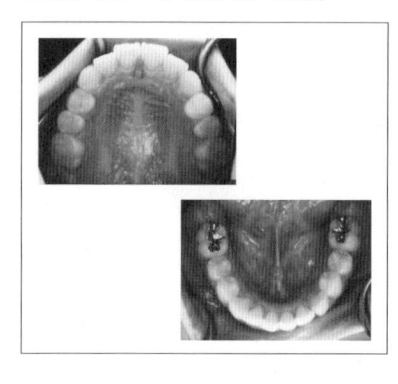

〔図表30〕 予防患者の症例2　　〔図表29〕 予防患者の症例1

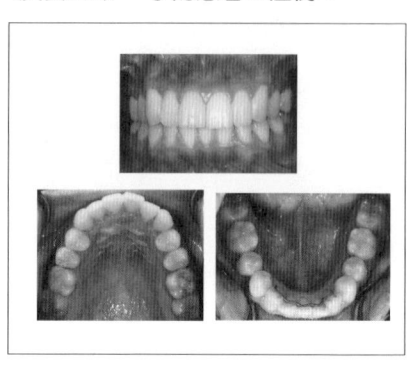

(4) 包括治療患者層の4タイプに分類していくことにします。

(1) 予防患者層

① 患者のニーズは、予防による健康の維持です。
② 通常は修復処置の必要がないか、または最小限の充填の既往がある程度です。
③ 咬合・歯周・審美の問題はありません。
④ 近年、このタイプの患者層が増加傾向にあります。
⑤ 中規模または大規模の歯科医院で、歯科衛生士による処置を実施するのが、質的によい結果に結びつきます。
⑥ この患者層は、歯科医院に大きな金銭的な利益をもたらすことはありませんが、歯科衛生士の有効活用および紹介患者の増員には有益となります。

(2) 修復治療患者層

① 小さな修復処置が必要な患者層、および旧修復物の再治療を要する患者層がこれに含まれます。

48

第1章　日本の歯科医療のパラダイムシフト

〔図表31〕　修復治療患者の症例1

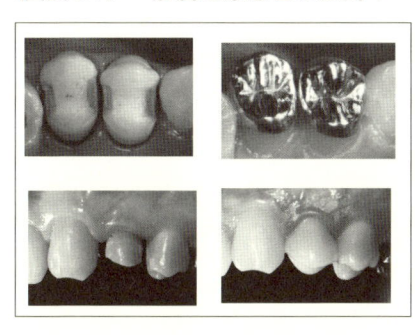

〔図表32〕　修復治療患者の症例2

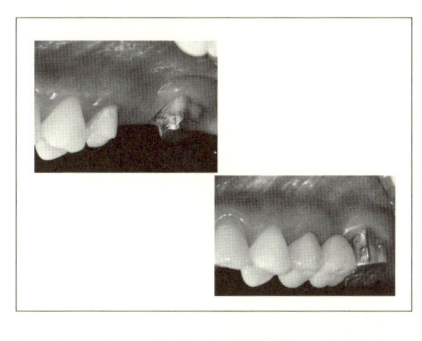

〔図表33〕　修復治療患者の症例3

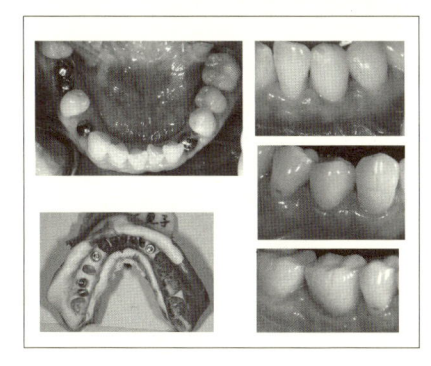

② 咬合・歯周・審美に問題はないことがほとんどです。

③ 従来からの修復歯科モデルの大半を含む患者層で、歯科医院にもっとも効率よく利益を誘導してくれます。

④ 1970年代〜1990年代にかけて流行った診療体系の中核をなす患者層で、中規模および大規模の診療所において、短時間で高収益をもたらしてくれます。

(3) 審美治療患者層

① 審美性の改善を主訴としている患者層が含まれます。

②通常は、咬合と歯周の大きな問題はない症例がほとんどです。

③予防患者層や修復治療患者層とは異なる診療体系が不可欠になります。

④審美改善の内容を正確に把握しなければなりません。

⑤長い診療時間。とくに患者―歯科医、歯科医―技工士の密なコミュニケーションが求められます。

⑥高度な診療内容と患者が求める願望どおりの結果が期待されます。そのため、高度な技術、長時間診療、高価な技工料が必要になります。

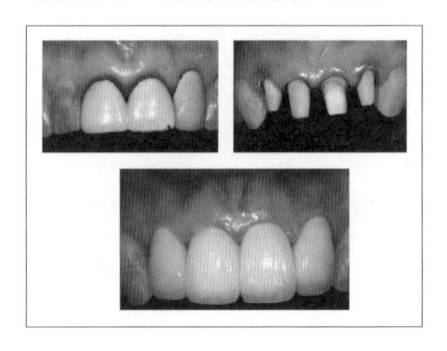

〔図表34〕 審美治療患者の症例1

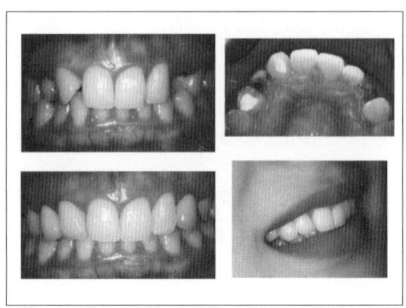

〔図表35〕 審美治療患者の症例2

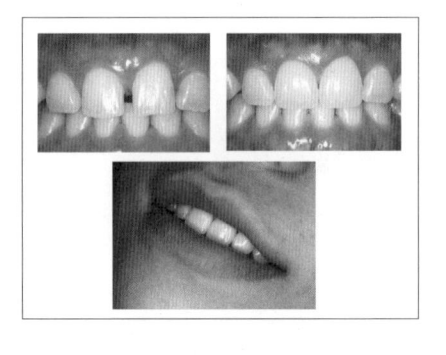

〔図表36〕 審美治療患者の症例3

第1章　日本の歯科医療のパラダイムシフト

〔図表37〕　包括治療患者の症例1

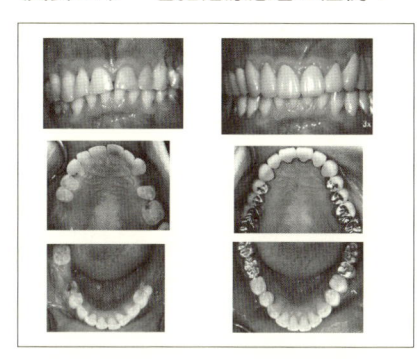

〔図表38〕　包括治療患者の症例2

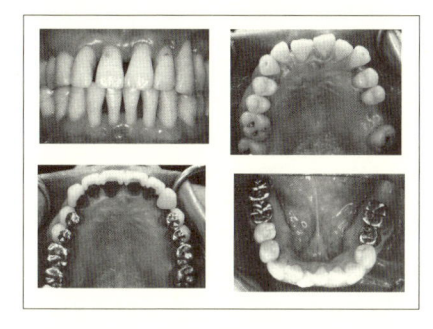

〔図表39〕　包括治療患者の症例3

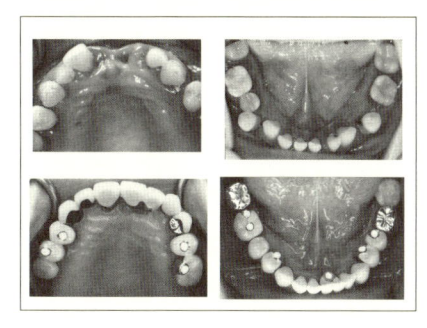

(4) 包括治療患者層

① 歯列が崩壊しているため、大規模な歯科診療が必要になる患者層が含まれます。一般に、治療術式が複雑になる症例です。

② 咬合・歯周・審美のいずれか、または全部が問題になります。

⑦ 治療単価の見直しが必要になります。

⑧ 治療が成功すれば、精神的見返りは大きくなります。

⑨ 小規模歯科医院的な患者扱いが必須の要件となります。

〔図表40〕 歯科医師のミッション（職務）とは？

```
◆料理人とフランス革命
  A氏：ジャガイモを茹でることです。
  B氏：兵隊の食事の面倒をみています。
  C氏：革命の手助けをしています。
◆歯科医師と歯科医療
  A氏：歯を治すことです。
  B氏：患者を治すことです。
  C氏：患者に喜んでもらうことです。
```

③ 治療回数と治療期間が予防患者層、修復治療患者層、審美治療患者層と異なり、長期間で多数の来院が必要となります。

④ 矯正・歯周・歯内・口外・補綴など一連の術式が不可欠になります。

⑤ 治療費の見直しが必要（時間単価、長い診療時間、高価な技工料）となります。

3 歯科治療費に関する課題

予防患者、修復患者と審美患者、包括患者とでは、別な治療費体系が必要になります。

・患者の要求度・願望の違い
・治療内容の質の違い
・治療に要する時間の差
・技工内容と技工料の相違

修復・審美・包括などの治療は、耐久財としての結果が求められ、そのため治療の質を向上して、耐久性を高めることが不可欠になるでしょう。これを達成するためには、高度な技術、長い治療時間、精度の高い技工内容と高価な技工料が必須になってます。

第1章　日本の歯科医療のパラダイムシフト

7 日本の歯科界に必要な変革とは

なぜ、日本の歯科界に元気がないのでしょうか？

ここまで述べさせていただいた流れを見ても、日本の歯科医療に枠組みやシステム、考え方の変化、つまりパラダイムシフトが起きていることが明白です。

世界の歯科界は1950年代以降、1990年代まで北米（アメリカ）の修復歯科というグローバルスタンダードの範疇にありました。基準はアメリカのシステムで、専門の強化、プロの育成、世界に通用するエキスパート（オピニオン・リーダー）を送り出す高等教育と研究および経済的基盤を背景に、一世を風靡しました。そして、2000年代でもその影響のもと、日本の歯科界の大勢が動いていました。

一方、同時に新しいパラダイムとして、北欧の予防歯科のグローバルスタンダード化がすすんでいます。北欧では、歯周治療に端を発した予防歯科の分野で、高等教育と研究、および臨床のプロ育成がなされ、世界に通用する予防のエキスパートを育てた結果でしょう。このスタンダードに乗り遅れると、日本の歯科医療は後手を踏み、国民から信用されなくなりかねません。

この20年間で世界の「交通」と「情報」の手段が飛躍的に進歩しました。年間1600万人の日本人が海外へと出向く時代です。衛生放送とIT・デジタル化の進歩により、世界中で、今起きていることがほとんどリアルタイムで日本へ伝わります。

ですから、日本の歯科界が過去50年かかって作り上げてきた立派な歴史も、国民が抱く今日的な世界観の前では、すぐにでも木っ端微塵にされかねません。「権威」への疑問は、日本観からではなく、世界観との食い違いから生じるのです。

日本の歯科界を活気づけるには、治療の質の向上による国民の歯科界への信用の向上を目指すのが一番で、具体的には「グローバルスタンダード」と「パラダイムシフト」の認識と実践が大切なこと、そして歯科界向けの利益誘導型議論は社会で通用しないから、外向けの社会へ利益をもたらす議論をすべきであることがあげられます。

また、世界に通用する日本の歯科界を標榜できるよう、「プロ」「リーダー」の育成が急務で、この教育理念がないと、世界の中での日本の歯科の立場は活性化しません。先頃、中教審が教員育成のための「専門大学院」基本構想を打ち出し、実践重視のプロ育成にやっと乗り出しました。

歯科界は新デンタルスクール構想として、大学を卒業してから進学する「歯科専門大学院」を国および地方自治体の援助のもとに、大学と歯科医師会が中心となって設立し、ひ

54

たすら、世界に通用するエキスパート（専門医）の育成、臨床を重視したプロ・テクニックの習得、ビジョンのあるリーダーの輩出を目指して、歯科界のレベルを引き上げるべきです。

とかく元気がないといわれる日本の歯科界を活気づけるための新しい構想について、経済、保険制度、政治連盟などではなく、教育、ビジョン、グローバルスタンダードの観点から、大学、学会、歯科医師会、プライベートの勉強会などで議論してみてはいかがと考えています。

第2章 これからは日本型予防歯科が主流となる

1 歯科医療従事者と患者 それぞれの意識が変化している

前章で述べてきたように、日本の歯科医療は21世紀に入って大きなパラダイムシフトを迎えています。それは、歯科医療従事者サイドの変化と患者さんサイドの意識やニーズの変化が相乗して、大きなうねりとなっている感がいたします。

1　予防歯科の到来で日本の歯科医療は大きく変わる

ここで、その大きなうねりの概要を整理してみます。

40代以上の一般臨床医の場合、大学を卒業後、多くのセミナーや講習会などで修復治療、いわゆる歯を削る、補綴するといった知識の獲得、治療技術の研鑽に励んできたことでしょう。う蝕や歯周病の予防といったことも頭にあるものの、それよりもむしろクラウンのマージンの精度を上げ、咬合調整を厳密にしていくことのほうが、優先順位が高かったと思います。

実際、患者さんのニーズも「痛みをとりたい」「噛めるようにしたい」といったものが多かったために、それで成り立ったわけです。また、患者さんの口腔内への意識もそれほ

58

〔図表41〕 各種修復物の耐用年数

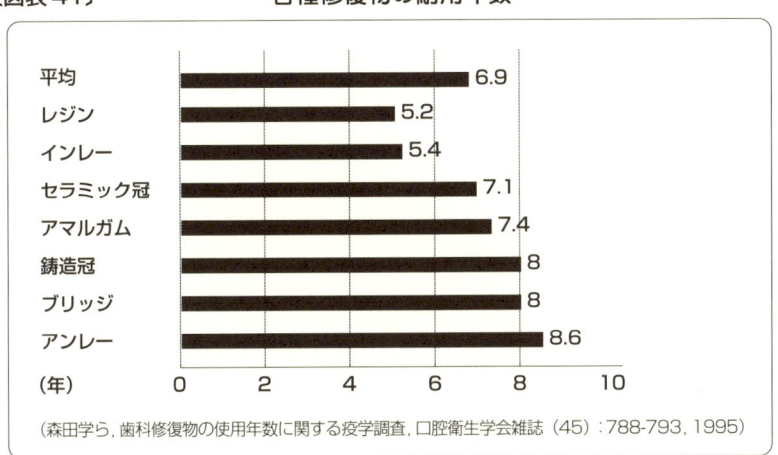

種類	年数
平均	6.9
レジン	5.2
インレー	5.4
セラミック冠	7.1
アマルガム	7.4
鋳造冠	8
ブリッジ	8
アンレー	8.6

(森田学ら,歯科修復物の使用年数に関する疫学調査,口腔衛生学会雑誌 (45):788-793, 1995)

ど高くなく、一部の患者さんを除いて、リコールはがきを出しても、反応がほとんどないといった状況でした。

しかし、治療経過後10年もすると、治療した患者さんにさまざまな問題が出てきます。歯根破折、マージンの二次う蝕、根尖病巣などを、多くの臨床医が経験してきたことでしょう。

〔図表41〕に補綴物の耐久性のデータを紹介します。このデータから補綴物はだいたい6〜7年、長くても10年近くで不具合が生じてくることがわかります。もちろん、口腔内の状態やメインテナンスによって、長くも短くもなったりします。

過去に自分が治療した患者さんが、数年経って何か問題が生じて来院すると、私たちは自分の技術の未熟さを悔いるのと同時に、ある種の考えが浮かび上がってきます。つまり、「問題

が生じやすい患者さんには、一定の傾向があるのではないか……」ということです。
それは大きくまとめると、次の三つの点に集約できるでしょう。

① エンドやペリオの問題と、多数の歯牙欠損を有する患者さん（全顎的治療、とくに補綴的治療の介入が大きい患者さん）
② 術前の口腔衛生状態が悪く、モチベーションが低い患者さん
③ 術後、まったく定期健診に来院しない患者さん

①に関しては、もともと多くのエンドとペリオの問題を抱え、咬合が崩壊しかかっていた劣悪な口腔内状態だったところに、どのような素晴らしい補綴物を入れたとしても、定期的なメインテナンスは必須なのです。最終補綴物を入れれば、口腔内環境が自然に改善されるわけではないので、定期的な歯周組織の状態や咬合状態の確認は重要です。
とくに、治療終了後は短期間ごとに必要になり、それを怠ってしまうと、たちまち元の状態に戻ってしまうのは当然です。この事実に気がつくのに、多くの臨床医は10年もかかったのです。

②に関しては、歯科衛生士によるスケーリングやルートプレーニングを行い、補綴物の印象前は良好な歯周組織であっても、補綴物を装着後、それを維持していけるかは、ひとえに患者さんの口腔内に対する意識にかかっているといえるでしょう。これを、患者さん

60

のは、医療側の役割です。

以前は、この努力をあまりしてきませんでした。一昔前は、術前や最終補綴物の印象直前の歯周組織の状態に、より多くの注意を向け、補綴物装着後の歯周組織の維持には、あまり注意を向けなかった傾向にありました。

③に関しては、仮に術前の状態が良好であっても、長い期間を考えると、患者さんの生活習慣も変化します。それに伴って、口腔内環境（清掃状態、歯周組織の状態、咬合状態など）にも変化が出てきます。やはり、術後の定期健診、メインテナンスの重要性を患者さんにキチンと理解していただくことが重要です。

2 歯周治療の対象が拡大している

そこで、歯周治療の観点から、一昔前の状況について、もう少し考えてみることにしましょう。以前は、歯周治療というと、歯周基本治療後の歯周外科処置に主眼をおいていたように思えます。AAP（アメリカ歯周病学会）の分類〔図表42、図表15を再掲〕でいうと、「進行した歯周炎」と「難治性歯周炎」を主な対象としていました。

この二つは、通常の歯周基本治療では改善が望めないため、歯周外科処置が必要になってくるものです。そのため、フラップ手術などの歯周外科処置を、現在よりも頻繁に行っ

〔図表42〕　ＡＡＰの分類と歯周組織の状況（ＡＡＰ,1999）

歯肉炎	歯肉のみの炎症
初期の歯周炎	骨と付着の軽度喪失
中程度の歯周炎	骨の進行性吸収。軽度の根分岐部病変と歯の動揺
進行した歯周炎	骨の50％以上の吸収。明確な骨分岐部病変と歯の動揺
難治性歯周炎	骨と付着の持続的喪失。通常の歯周治療では治癒しない

ておりました。こういった歯周外科処置後は、確かにポケットの減少は認められましたが、それに伴う歯肉の退縮、歯間乳頭の消失といった問題が生じてきたのです。

そして、耐久性、組織の保存、審美性といった点から、従来の歯周治療と歯周組織の関係が見直されてきました。それと並行して、歯科医療従事者の啓蒙活動とマスコミからの情報などにより、国民の口腔内への意識の高まり、歯周疾患の知識の増大へとつながってきました。

こうして、患者さんサイドからの要求などもあり、ＡＡＰの分類でいう「歯肉炎」「初期の歯周炎」「中程度の歯周炎」が、歯周治療の対象として大きくなってきたのです。これらは、歯科医師監査のもと、歯科衛生士による歯周基本治療で改善が十分に可能です。

もちろん、現在でも歯周外科処置は行われておりますが、以前のような歯周ポケットの減少を目的とした

3　2000年代以降の患者サイドの変化を見ると……

こうした一連の流れの中で、1990年代も中盤に差しかかると、来院している患者さんに徐々に変化が現れてきました。最初の反応は、リコール応答率の上昇です。これは、1995年頃より顕著になってきました。

2000年代を迎えると、さらに大きな変化が生じてきました。パラダイムシフトですが、その変化には次のような特徴があげられます。

① リコール・メインテナンスへ患者さんが積極的に参加してきた（リコールはがきが届かないと怒って、自ら予約を取りにくる患者さんが増加）

② 口腔内を本気でよくしたいといった意識や口臭の除去が向上してきた（清潔志向・健康志向）

③ 小児のう蝕が圧倒的に減少した（2007年の12歳児のDMFT指数1.63）

④ 審美的要求が増えてきた

⑤ 自分自身の歯を生涯保ちたいという願望が増加してきた

このような変化が、程度の差こそあれ、パラダイムシフトとして全国で見られるように

なってきました。それに伴い、治療中心いわゆる修復治療中心の日常臨床の中にも、少しずつですが、予防歯科の考え方・エッセンスが導入されはじめ、現在に至ります。

う蝕、歯周病とも細菌による感染症であることが、はっきりとEBMの見地から解明され、それに対する病因への危険因子の検討、また、症状だけでなく病因の除去といった予防処置が行われるようになってきたのです。

その結果、インプラントとともに、予防歯科が学術誌・商業誌・セミナーの主なトピックスとなりました。しかし、インプラントに関しては、EBMにもとづいた治療法がほぼ確立されていますが、予防メインテナンスに関しては、現在もはっきりとした方法論が確立されていないというのが実状です。

とくに、一般臨床医では、どのようなシステムで予防メインテナンスを行っていけば、歯科医院と患者さんにとって、ともに恩恵が受けられるような、いわゆる"win-winの関係"になるのか、頭を悩ます部分です。それは、経営の面からもいえます。現在の健康保険制度では、予防処置に対して、ほとんど診療報酬が認められていない、あるいは認められていても（不当に）低い保険点数となっているといってよいでしょう。

予防メインテナンス処置を行うには、歯科衛生士を使い、ある一定のチェアタイムを要してユニットを使用するわけですから、これらはすべてコストとなります。予防歯科においては、患者さんへの指導が重要な位置を占めますから、自ずと患者さんとの会話も多く

第2章 これからは日本型予防歯科が主流となる

一般開業医では、チェアタイムは長くなる傾向にあります。診療報酬からコストを引いたものが利益となるわけですが、逆にコストが大になると、医院経営は当然ながら厳しくなります。この診療報酬と人件費などのコスト、そして医院経営への影響といったことが、予防メインテナンスの本格的な導入、定着を困難にさせている要因のひとつともいえます。

予防メインテナンスに特化している（従来の修復治療はほとんど行わない）歯科医院も出てきているようですが、仮にそのやり方が理想的なものであっても、一般的な臨床医がいきなりそのレベルを目指すのは、難しいものがあります。

まず、自院に来院している患者構成（患者さんのタイプ）を把握して、自院で確実に行える予防メインテナンスから始めていくのが望ましいと思います。漠然と、PMCやフッ素塗布などを始めるのは、避けたほうがいいでしょう。このあと具体的な方法や順を追って述べていきますが、あくまで、経営的な面や患者構成、歯科衛生士数などから考えて、可能な部分から始めていくことをおすすめします。

筆者らは、予防歯科導入・定着のために、かなりの試行錯誤を繰り返してきました。現在、従来の修復治療と予防メインテナンスのバランスを考え、また現実的に永く継続できるシステムをようやく構築するに至りました［図表43］。当院の歯周治療のガイドラインは、歯科医院と患者さん双方にとって、メリットがあると考えています。

〔図表43〕　いしかわ歯科医院の歯周治療ガイドラインと予防システム

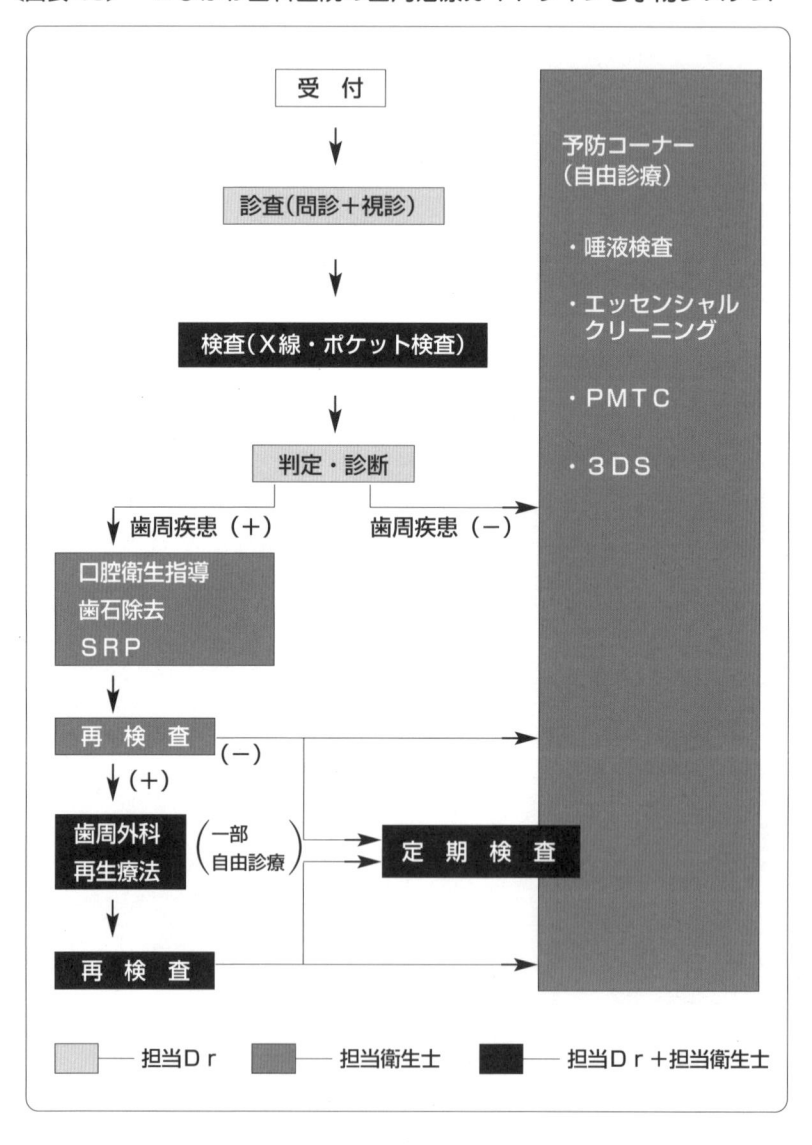

```
                    受　付
                      ↓
                 診査（問診＋視診）
                      ↓
              検査（X線・ポケット検査）
                      ↓
                   判定・診断
              ↓歯周疾患（＋）    ↓歯周疾患（－）

        口腔衛生指導
        歯石除去
        SRP
          ↓
        再　検　査 ─────────────────→
          ↓（＋）   （－）
        歯周外科   （一部      定　期　検　査
        再生療法    自由診療）→
          ↓
        再　検　査 ─────────────────→
```

予防コーナー
（自由診療）

・唾液検査
・エッセンシャル
　クリーニング
・PMTC
・3DS

　　　担当Dr　　　　　担当衛生士　　　　担当Dr＋担当衛生士

第2章　これからは日本型予防歯科が主流となる

2 日本型予防歯科に求められるもの

1 DMFT指数から日本の現状を見ると……

現在、日本において12歳児のDMFT指数が、1999年に2・4と初めて3・0を下回り、2005年には1・7、2007年にはついに1・63にまで下がりました（文部科学省平成19年度学校保健統計調査速報より）。

これにより、日本も他の先進国にようやく追いついた感があります。他の主な国の12歳児のDMFT指数をあげると、イギリスは2003年0・8、フィンランドは2003年1・2、ドイツは2005年0・7、アメリカは2004年1・3。日本も、予防歯科に移行するための下地ができたといえます。

しかし、生活習慣や受験生活などとのかかわりもあるのでしょうが、後述するように中高生以降の思春期に再びう蝕の増加傾向がみられます〔図表44〕。また、成人以降のう蝕罹患率も、欧米諸国と比較して依然として高いのも事実です。予防歯科の下地ができたといっても、まだまだ抱えている問題は多いのです。

以上のことを考えると、成人以降ですべてバージントゥースの患者さんの予防メイン

67

〔図表44〕 現在歯に対してう歯を持つ者の割合（永久歯）

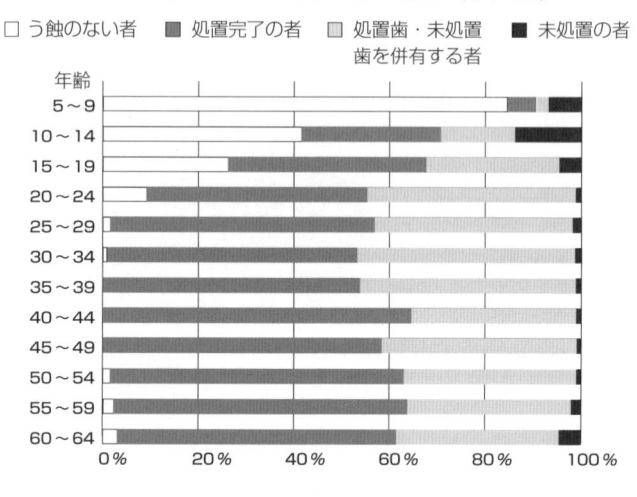

□ う蝕のない者　■ 処置完了の者　□ 処置歯・未処置歯を併有する者　■ 未処置の者

2 修復と予防のトータルケアが現実路線！

ここでは、団塊の世代を例にとって、日本の現状とそこから考えられる日本型の予防歯科について説明していきます。

「団塊の世代」という言葉は、新聞やテレビなどでよく聞いたり、目にします。この世代は、歯科界にとっても深いかかわりがあります。つまり、団塊の世代の男性は、今まで仕事が忙しく、腰をすえて歯科治療を受ける機会があまりなかった人が多いといわれています。そうした団塊の世代の男性が、退職後、

テナンスを行うことは、割合としてはまだまだ少ないわけです。むしろ、日本ではまだ患者さん一人ひとりに合った、オーダーメイド的な予防計画の立案と実践が必要であることも事実です。

68

第2章　これからは日本型予防歯科が主流となる

〔図表45〕　団塊の世代を中心に見た日本人の口腔内および歯科医療の現状

- ■予防に対する国の保険制度は不十分
- ■不良補綴物が多い
- ■失活歯が多い
- ■中程度〜重度歯周病患者が多い
- ■欧米に比較して，口腔内への意識が低い
- ■フッ素の普及率が低い
- ■欠損歯が多い

　少しずつ歯科医院を訪れはじめてきているのです。もちろん、この世代の女性は以前から来院しています。団塊の世代をはじめとする中高年以上の現状では、〔図表45〕に示すような問題があります。

　彼らの口腔内は、おおむね歯周疾患と失活歯・不良補綴物・欠損歯牙などが多く、従来の修復治療の範疇でも十分にやっていけます。そのため、あと10年は現在の修復中心のやり方でも大丈夫だという意見もあります。

　しかし、患者さんの予防意識の高まりの流れの中では、予防歯科を行えない歯科医院は、患者さんから選ばれなくなりつつあります。従来の修復型の歯科治療をキチンと行うことができ、予防メインテナンスもキチンと行う歯科医院でないと、患者さんから支持されなくなってきているのです。

　とくに口腔内への意識が高く、よりよい治療や予防メインテナンスを考えている、意識の高い患者さんほ

69

どその傾向が顕著です。

これらをまとめると、修復専門・予防専門ではなく、修復治療と予防メインテナンスの両方、トータルケアをきちんと行える歯科医院を、患者さんは望んでいると考えられます。

前にも述べたとおり、中程度～重度の歯周疾患・不良補綴物・失活歯・欠損歯牙などは、団塊の世代をはじめ、50代以上の患者さんに顕著に見られます。そのため、全顎的な治療を行っていく場合、まずは歯周治療、続いて修復治療（歯内療法のやり直し、不良補綴物の交換、欠損補綴）を行っていく必要があります。

と同時に、患者さんの口腔内への意識・関心を高める、清潔な口腔内環境を保つことへのモチベーションのアップをはかるといったことを、医療者側が積極的に取り組んでいかなければなりません。

これらの一連の治療が終了した後は、再発防止のためのメインテナンスが必須となります。歯周疾患に罹患し、歯牙欠損が生じた口腔内環境は、もともとリスクが高いのです。歯科医院から遠ざかってしまえば、再発する可能性は自然と高くなってしまいます。そのため、定期的にリコールをかけて、来院していただき、メインテナンスをしていく必要があります。

とくに高額な自由診療を行った場合は、メインテナンスは必須となります。そうしないと、患者さんにその旨をよく説明し、定期的なメインテナンスを行った場合は、患者さんとの治療後のトラブルの元になり

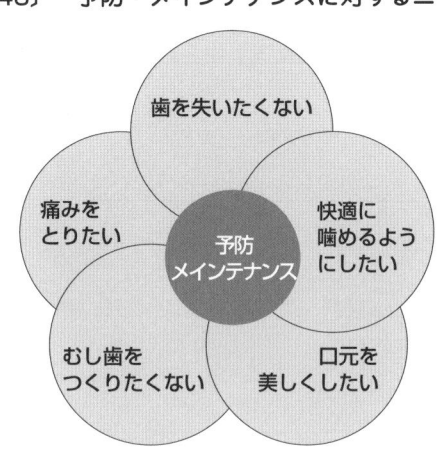

第2章　これからは日本型予防歯科が主流となる

〔図表46〕　予防・メインテナンスに対するニーズ

- 歯を失いたくない
- 痛みをとりたい
- 快適に噛めるようにしたい
- むし歯をつくりたくない
- 口元を美しくしたい
- 予防メインテナンス

かねません。

日本型予防歯科を考えるときは、これらのことを念頭においた上で、次のような流れで、治療→メインテナンスをすすめていくのが現実的だと思われます。

①修復治療（歯内療法のやり直し、不良補綴物の交換、欠損補綴）を行っていく中で、現状の口腔内環境をこれ以上悪化させないよう、患者さんの口腔内への意識を高めていき、修復治療を完了する

②治療が完了した口腔内を維持するために、予防メインテナンス処置を続けていく

日本型予防歯科は、〔図表46〕に示すとおり、さまざまな患者さんのニーズを統合するものといえます。

北欧諸国で広く行われている、カリエスからバージントゥースを守っていく予防を主体

71

とするには、日本の現状からいうと、まだ期が熟してない感は否めません。

ただ、平成19年度の12歳児のDMFT指数が、ついに1・63にまで下がりましたから、将来的には日本も北欧諸国で行われているバージントゥースの保護が、予防の中心になっていくものと思われます。

先ほど課題として指摘しましたが、厚生労働省の歯科疾患実態調査の結果にもあるように、思春期になるとカリエスが急増します【図表44】。そのため、思春期のカリエスの予防を考える必要があります。

これには、受験や生活の変化などが要因としてあげられますが、医療者として、定期的な来院を促し、フォローしていく必要があります。たとえば、保護者や患者さん本人にデータを見せて説明し、生活や本人の考え方に密着した患者さん主体のオーダーメイドの予防メニューを考案し、実践していくことが必要でしょう。

第2章　これからは日本型予防歯科が主流となる

3 日本型予防歯科を導入するための留意点

1 「地方だから……（自由診療では無理）」は大きな誤解！

処置中心型であり、さまざまな制約がある現在の保険制度の中で、患者さん主体のオーダーメイドの予防メインテナンスを行っていくには、自由診療に頼らざるを得ない部分があります。この点については、第3章で詳しく述べていきます。ここでは、自由診療としての予防歯科を取り入れていくための前段階について、その留意点をお話ししていくことにします。

講演会やセミナーで、予防歯科を自由診療で行うということは、参加された先生方の中には「それは東京だからでしょう。うちは、地方だから……（自由診療では無理）」とおっしゃる方がいます。

しかし、果たしてそうでしょうか。地方だからといって、売れないでしょうか。たとえば、ルイヴィトンやシャネルといった高級ブランドを考えてみてください。これらを買う人は、東京や大阪などの大都市圏だけでしょうか。地方でも同様の価格で同じように売れています。

国内外の高級車、宝石、大型液晶テレビなども、日本中どこでも一定のニーズがあり、需要があります。また、どこに住んでいても海外旅行に行く人は後を絶ちません。地方だからといって、予防を自由診療で行えないというのは、誤解であり思い込んです。患者さんは、本当に良いもの、価値のあるものならば、費用をかけることはいといません。患者さんは、実際に処置を受けてみて、それに価値がないと思うと、黙って去ってしまいます。

朝日大学副学長の赤石健司先生が、著書や講演の中で次のように述べていました。

——国民は、いかなる時代においても「自分にとって大切なもの」から支出する。海外旅行やブランド商品購入や、スポーツジムや英会話教室、趣味サークルに支出するより、歯科医療が自分にとってプライオリティの高い項目だと認識すれば、必ず支出するのだ——

患者さんにとって、歯科医療は海外旅行やブランド商品より優先順位が低いのです。歯科医療の優先順位を上げていく、つまり患者さんのみならず、患者さんを取りまく家族や地域の多くの人びとのデンタルIQを高めていく努力が必要になります。

これは、日々、患者さんと接している歯科医師をはじめ、歯科衛生士・歯科助手・受付の重要な任務になります。と同時に、患者さんのデンタルIQの向上を担う、歯科医療従事者自身の意識も変革していく必要があります。

第2章　これからは日本型予防歯科が主流となる

〔図表47〕　　　　スタディーグループ医院の変化

＜4軒の医院のPMTC（自由診療）患者の変化＞

	2004年	2006年
A歯科医院	0人	5.3人
B歯科医院	0人	8.6人
C歯科医院	1人	12.4人
D歯科医院	0人	4.3人

（注）　1ヵ月当たりの平均患者数・診療日数23日として計算。

＜4軒の医院の予約・メインテナンス患者の変化＞

2004年　予約メインテナンス
9%　患者3人／日
総来院患者33人／日

→

2006年　予約メインテナンス
27%　患者9人／日
総来院患者38人／日

「自由診療をすすめると、患者さんはこなくなる」「悪い評判が立つ」といった過去の亡霊を吹き飛ばし、予防歯科は、キチンと医学的根拠にもとづいて行われており、患者さんにとって必要なものであり、それを継続していくことにはある程度のコストがかかるので、その分は患者さんからいただかなければならないということを、医療従事者側が今一度、再確認すべきです。

そして、歯科医院が一体となって、患者さんに本当に価値のあることを啓蒙していかなければなりません。

当医院をはじめスタディークラブの数軒の歯科医院では、この方法で予防歯科を取り入れていったところ、定着するまでに2〜3年はかかりました。

〔図表48〕　PMTCご利用券

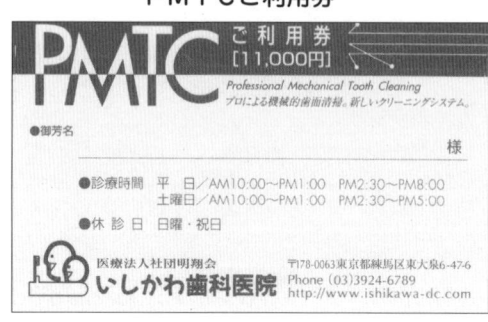

しかし、自由診療のPMTCを希望される方が、多い医院では導入当初の10倍以上になりました。また、全体として来院患者数が増加し、予防メインテナンス患者数も増加しています〔図表47〕。

2　自由診療のPMTCは導入直後から適正な料金で始めよう

当院でも、5年前（2003年）にPMTCを導入した当初は、自由診療で行うことに一種のためらいがありました。当初の予定の1万1千円では、患者さんにとって高すぎるのではないかとの懸念、歯科衛生士の自由診療に対する気後れや不安から、5千円でスタートしました。

しかし、最初の1年はPMTCをする患者さんが年に15人程度だったのが、1年後には予想をはるかに超え、月に50人近くまでに急増してしまいました。そのため、医院として採算が合わなくなり、患者さんに事情を説明して、当初の予定だった1万1千円に値上げしました。

76

第2章　これからは日本型予防歯科が主流となる

値上げに伴って、PMTCを希望されなくなる患者さんも確かにいましたが、それでも全体で見ると増加傾向で、現在は月に60人前後で推移しています。

このためらいから学んだ教訓は、遠慮しているのは患者さんではなく、やはり歯科医療従事者側だったということです。

ですから、PMTCを自由診療で行う場合、はじめから適正な値段で始めることが重要です。料金は、地域や先生方、スタッフの考え方で多少、高くも低くもなるでしょうが、医院としてキチンと採算がとれる金額にすべきです。もし、ためらいがあるようでしたら、最初の1回は無料にすることをおすすめします。

当医院でも、PMTCのご利用券を発行して、全顎的な補綴治療やインプラント治療をされた患者さんに無料でお渡ししています【図表48】。これで、実際にPMTCを受けて満足していただければ、次からはほとんどの方が正規料金で続けていかれます。

3　自由診療のPMTCのコンサルテーション法

患者さんに自由診療のPMTCを説明するのは、基本的に修復治療や歯周治療が完了した段階です。前述のような「自由診療の予防メインテナンスを避けたほうがいい患者さんに当てはまらないか」を、担当医と担当衛生士が協議してから行っていきます。

患者さんへの説明は、原則的に担当衛生士が行います。このとき、【図表49】に示すよ

77

〔図表49〕　PMTCのパンフレットとコンサルテーション資料

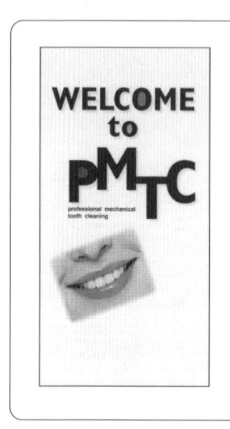

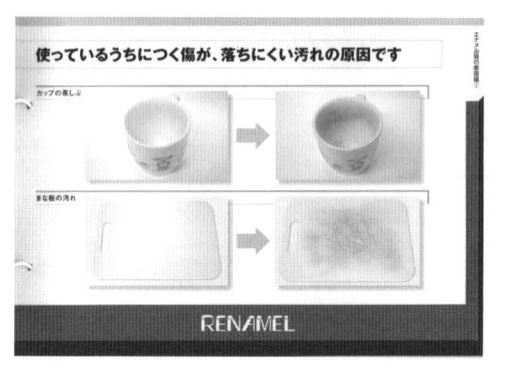

　うなパンフレットと資料を用いて説明します。つまり、バイオフィルムを機械的に破壊することによるう蝕と歯周病の予防である、ということを念入りに説明し、歯石除去などの治療行為とはまったく別物だということを、患者さんに理解していただくことがポイントになります。
　そしてPMTCは50分ほど要しますが、快適で心地いいものであり、エステのような要素もあるため、中には寝てしまう方もいらっしゃることを説明します。
　一般の治療行為が50分かかるとしたら、患者さんにとっては相当に苦痛です。しかし、PMTCは治療行為と違い、苦痛を伴わないということをキチンと説明しないと、患者さんは「50分も苦痛な時間をすごすなんて……」と、二の足を踏んでしまいかねません。
　最後に、定期健診による歯石除去や咬合の

第2章 これからは日本型予防歯科が主流となる

〔図表50〕症例①：予防→審美修復のケース

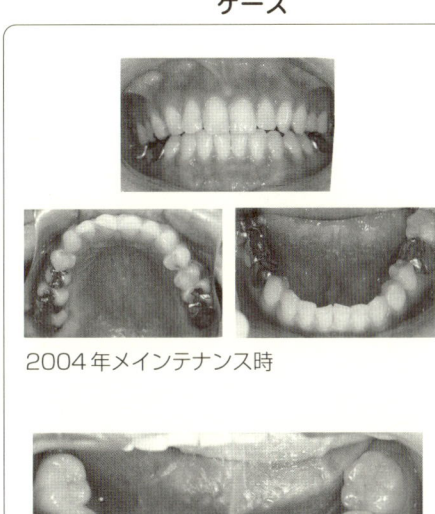

2004年メインテナンス時

2006年セット時

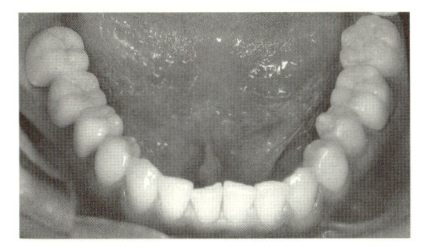

2007年リコール時

4 実際の症例では……

〈症例① 予防→審美修復〉【図表50】

患　者：28歳女性（会社員）
主　訴：歯石を取ってほしい

チェックなどと組み合わせていくと効果的であることも付け加えます。

経過：2003年、歯石除去希望にて来院。スケーリング後、PMTCを希望したために、定期健診とPMTCを、それぞれ年2回続けている。定期的な歯石除去とPMTCを行っていくうちに、患者さんが下顎の金パラのブリッジ、クラウンが気になりだし、担当の歯科衛生士に交換を希望する旨を伝えた。そこで治療計画を立案し、患者さんの希望を考慮して、2006年にジルコニアコーピングを用いたオールセラミックレストレーションを行った。その後も、以前と同じように定期的な歯石除去とPMTCを行っている。

〈症例②　**修復→予防**〉〔図表51〕

患　者：55歳女性（主婦）
主　訴：脱離
経　過：2005年FCK脱離を主訴に来院。全顎的な補綴治療を希望し、インプラント補綴を含めて、全顎的な包括治療を受けた。全顎的な補綴治療が2007年1月に治療が終了し、患者にメインテナンスの必要性を説明したところ、以前のような口腔内に二度と戻りたくないとのことで、スムーズに同意を得た。患者さんのモチベーションも高く維持されており、4ヵ月ごとの定期健診と2ヵ月ごとのPMTCを受けて、現在に至る。

80

第２章　これからは日本型予防歯科が主流となる

〔図表51〕　　　　　　症例②：修復→予防のケース

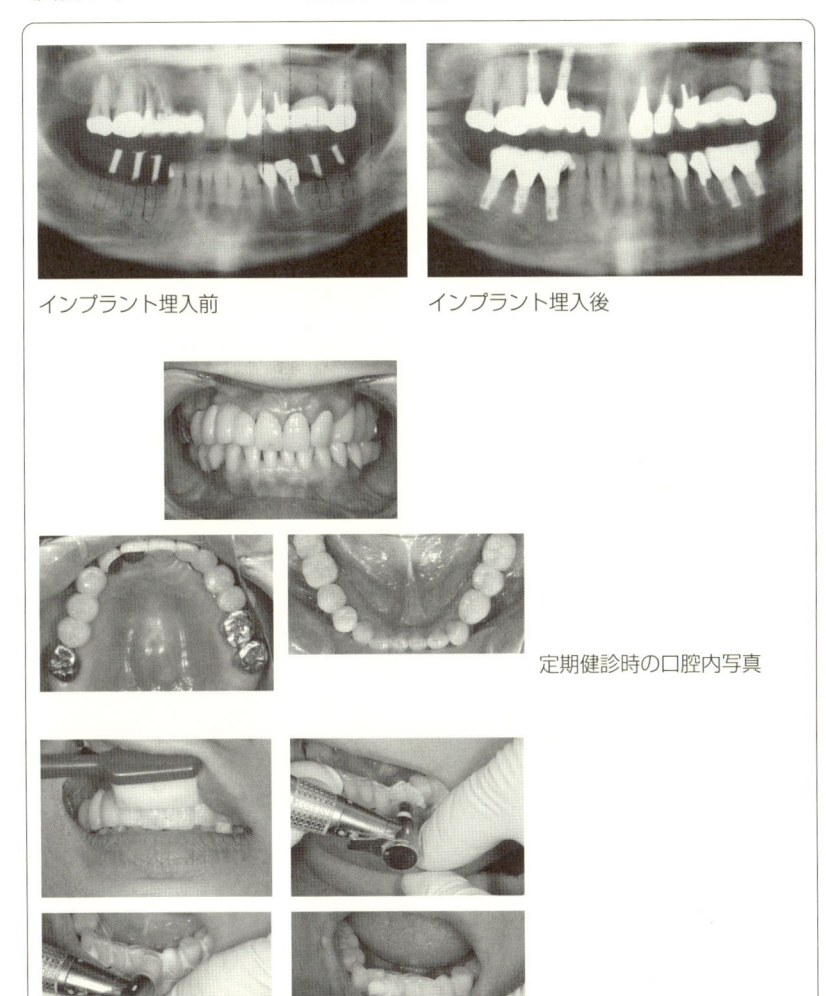

インプラント埋入前　　　　インプラント埋入後

定期健診時の口腔内写真

実際のＰＭＴＣ時の様子

〔図表52〕　　症例③：予防→審美修復→予防のケース

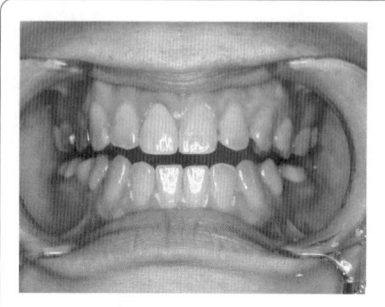

初診時

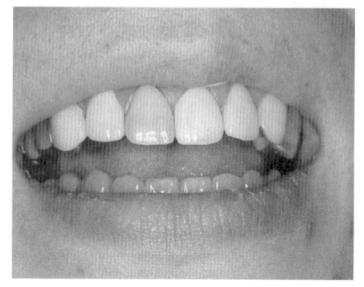

3 2|1 2 3 にポーセレンラミネートベニアを装着時

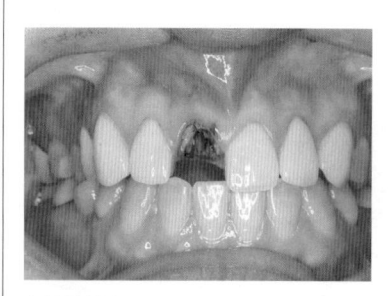

歯根破折時

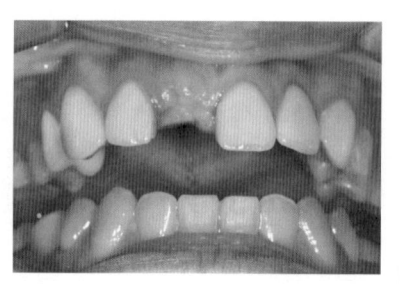

抜歯後

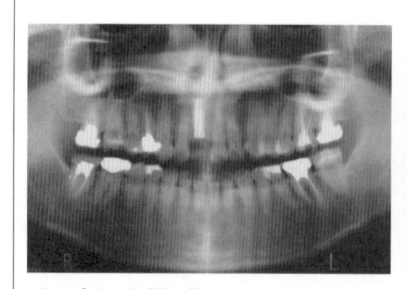

インプラント埋入後

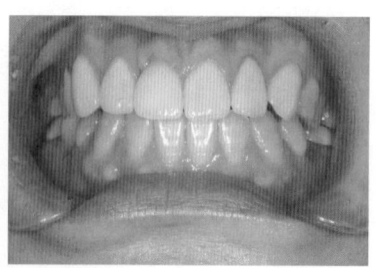

上部構造セット後

第2章 これからは日本型予防歯科が主流となる

〈症例③ 予防→審美修復→予防〉【図表52】

患　者：45歳女性（主婦）

主　訴：歯石除去

経　過：2002年歯石除去希望にて来院。歯周基本治療を終了後、前歯部の硬質レジン冠および他前歯部の審美障害が気になりだし、審美治療を受けることを決断。TCを継続（それぞれ半年に1回ずつ）。2004年、前歯部の硬質レジン冠および他前歯部の審美障害が気になりだし、審美治療を受けることを決断。TCを継続後、1|のセラミッククラウン修復の予定であったが、乳がん発症。全身麻酔時の気管挿管にて、1|が歯根破折→抜歯となる。退院後、インプラント補綴を行い、2005年12月に終了。6ヵ月ごとの定期健診と3ヵ月ごとのPMTCを受け、現在に至る。

5　実際の症例が教えてくれること

心理学の法則に「人の好意は、コミュニケーションの回数の2乗に比例する」というのがあります。つまり、接する回数が多いほど、好意が増すというのです。

この法則を歯科医療に当てはめてみると、患者さんが歯科医院に来院する回数が増え、スタッフとスムーズなコミュニケーションをとる機会が増すと、スタッフとはもちろん、歯科医院への親しみも増してきます。

来院する動機が、治療ではなく予防メインテナンスであればなおさらです。治療は、怖い、痛いなどのネガティブなイメージですが、予防メインテナンスは気持ち良さ、快適さといったポジティブなイメージを伴います。そのため、より歯科医院への親しみが増してくるのです。

そういった患者さんは、治療が必要になった場合は、必ずといっていいほど、戻ってきます。たとえ遠方に引っ越してしまった場合でも、来院してくださるのです。これだけ歯科医院が増えても、通院が便利な医院を素通りしてわざわざ通ってくれます〔症例③のケース〕。

歯科医師はもとよりスタッフも、患者さんと積極的にコミュニケーションをはかり、「聴く技術」を磨き、患者さんのナラティブ（第6章で詳しく解説します）を十分に理解し、よりよいコミュニケーションをとることが必要です。そして、患者さんに予防メインテナンスの必要性をキチンと説明し、理解してもらう「伝える技術」も重要になります。

実際の確固たる予防システムと歯科医師・歯科衛生士のコミュニケーション能力は、車の両輪です。そのどちらが欠けても、患者さんの心をつかむことは難しくなります。

患者さんがわざわざ遠くから来院したのに、スタッフが事務的な対応をしていたのでは、患者さんは、がっかりしてしまいます。やはり、患者さんが来院して、楽しく、幸せな気持ちになっていただかないと長続きしません。予防システムが、患者さんにとって魅力あ

第2章　これからは日本型予防歯科が主流となる

るものでなければならないのは言うまでもありません。

また、人は健康になると審美的な側面が気になり出します。歯の状態が良くなれば、審美的要求が徐々に高くなるのです。たとえば、治療が終了してメインテナンスに移行した患者さんが、PMTCのときに大臼歯部の金パラのインレーや小臼歯のクラウンを白くしたいというのは、私どももよく経験します〔症例①‥予防→審美修復〕。

そのときに、患者さんに定期的に来院してもらうシステムができていないと、患者さんは他の医院で治療を受けてしまう可能性があります。患者さんが定期的に来院するからこそ、患者さんのニーズを的確にくみ取って、対応することができるのです。

これからは、予防メインテナンスシステムなしでは、歯科医院経営も難しくなります。歯科衛生士を予防メインテナンスの中核に据え、患者さんと密接にコミュニケーションをとって、定期的に予防メインテナンスをしていくことが、安定した医院経営に直結するとともに、スタッフのモチベーションを高めることにもつながるのです。

結論的にいえば、患者さんの継続的な来院は、歯科医院サイド、患者さんサイド、双方にとって恩恵があるといえます。

第3章 予防歯科の具体的な導入と実践方法

1 予防歯科導入はまず自院を分析することから

〔図表53〕 平均的小規模診療所のモデルケース

- ユニット3台、院長1人、歯科衛生士1人、受付1人の歯科医院の場合
- 年商3,600万円（月300万円）
- ユニット1台当たり月に100万円
- 月の診療日数を23日、1日の診療時間を9時間とすると、ユニット1台当たり4,830円／h

1 患者さんのターゲットを絞る

(1) 小規模診療所でユニット1台当たりの売上げを計算すると……

日本の歯科医院の大多数を占める小規模診療所を例にとって、予防歯科の導入を考えていきます。〔図表53〕に示すとおり、小規模診療所は、院長1人、歯科衛生士1人、受付1人で、ユニット3台というのが平均的といえます。

300軒以上の歯科医院を顧客にもっている、ある会計事務所のデータによると、平均的な年商は、現在3600万円ぐらいだそうです。すると、月商は単純計算で300万円となります。

ここで、ユニット1台当たりの売上げの簡便な計算式

第3章 予防歯科の具体的な導入と実践方法

を用いて、ユニット1台当たり1時間当たりに、どのくらい売上げをあげるかを計算してみます。

月の診療日を23日、1日の診療時間を9時間とすると、300万円÷3台÷23日÷9時間＝約4830円となり、1時間当たりユニット1台で約4830円の売上げになっていることがわかります。

逆にいうと、1時間当たりユニット1台の売上げが4830円を下回ってしまうと、医院にとっては苦しい状況になります。当然、ここから人件費・材料費・光熱費・税金などが引かれます。この1時間当たり4830円という数字は、単なるSPや義歯の調整など診療報酬の少ないものから、インプラント治療などの高額な自由診療等をあわせて平均した数字ですから、一概にはいえませんが、単純に予防歯科を導入して、1時間当たり4830円を下回ってしまうようでは、医院経営に赤ランプが灯るということになります。

歯科衛生士が徹底的な口腔衛生指導・歯石除去・歯面研磨を行うと、かなりの時間と労力を要します。しかし、現状の保険制度の中での診療報酬の点数を考えると、これはかなり医院経営にとって厳しいことが、開業医の先生ならおわかりいただけるでしょう。これらの処置をオーダーメイドで行おうとすると、現行の保険制度では、場合によっては診療報酬の請求が難しくなる事態もありえます。

患者さんによっては、毎月、もしくは2ヵ月に一度メインテナンスに来院される方もお

られます。そうなると、患者さんごとにオーダーメイドの予防メインテナンス処置を行っていくには、どうしても自由診療にならざるを得ないでしょう。

自由診療の予防メインテナンスについては、パーシャルデンチャーの例を考えるとわかりやすいかと思います。パーシャルデンチャーによる補綴治療は、もちろん保険治療の範囲で可能です。しかし、保険治療の場合、設計や材料、新製するまでの期間など数々の制約が生じます。一方、自由診療で作製する金属床の場合、設計や材料などの自由度が増します。保険診療でも、ある程度の義歯は作製できますが、自由診療のほうが患者さんの口腔内にあった快適な義歯がつくれるのは明白でしょう。

予防メインテナンス処置の場合もこれに似ています。保険診療の範囲内でも、ある程度のことはできますが、患者さんごとのきめ細やかなメニューとなると、自由診療は避けられません。

商業誌などで述べられているように、小規模診療所でいきなり予防専用のチェアを設置して、保険診療の範囲内で、歯科衛生士に予防メインテナンスをやらせていたのでは、大赤字になってしまうのは明確なのです。予防歯科を導入したけれども、長続きしない原因の一つはここにあります。そのため、さまざまな制約のある現行の保険制度を考えると、オーダーメイドの予防メインテナンス処置を行うには、どうしても自由診療とならざるを得ないといえます。

90

第3章　予防歯科の具体的な導入と実践方法

ですから、小規模診療所で予防歯科を導入する際には、まず予防歯科の対象となる患者さんを絞ることが大切です。そこから始めていくのです。

では、どのような患者さんを対象に予防歯科を行っていくのか——それは、ズバリ、まず自由診療を行った患者さんです。

とくに、インプラント治療を受けた患者さんや、全顎的な補綴治療または大きな補綴物を入れた患者さんに絞ることです。こういった患者さんは、ある程度、デンタルIQが高い方たちです。この方たちに、予防・メインテナンス処置の重要性・必要性をきっちりと説明すれば、必ずご理解いただけます。

それは、私たち臨床医を守ることにもつながるのです。というのは、インプラント治療や全顎的な補綴治療を受けた患者さんには、定期的なメインテナンスが必須だからです。キチンとリコールに応えていただければよいのですが、中には来なくなる方もいます。その時に、何か問題が起これば、あとでトラブルになる可能性があります。

今度は、1日当たりの予防歯科の患者さんを別の側面から考えます。そこで、次のようにして患者さんを絞っていきます。

(2) 終了患者さんを対象に予防歯科をすすめる

〔図表54〕を見てください。だいたい平均的な小規模診療所の場合、月のレセプト枚数は約300枚です（あくまで平均ですので、医院によって当然数値は異なってきます）。

〔図表54〕平均的小規模診療所のレセプト枚数と患者数

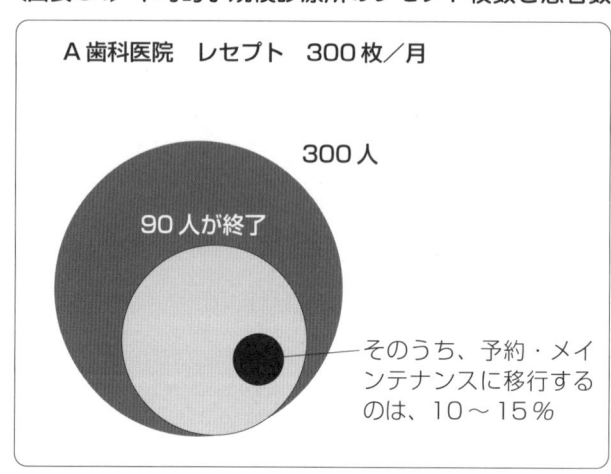

A歯科医院　レセプト　300枚／月

300人

90人が終了

そのうち、予約・メインテナンスに移行するのは、10〜15％

前述の会計事務所のデータによると、終了患者さんが約90人発生します。その90人の終了患者さんの10〜15％を、予防歯科に移行することを目標にします。

仮に約10％の患者さんが予防メインテナンスに移行したとすると、これは月に約10人ですから、年間100人以上の患者さんが継続して来院することを意味します。

この中から、2章で述べた修復治療のやり直しや審美治療が生まれてくることを考えると、歯科医院にとって経営の安定化につながるのは明白です。

予防歯科を導入した当初は、患者さんが未来院になることもありますので、予防メインテナンスに移行する患者さんを20％前後としてもいいかもしれません。1年も経過すると、医院にとって適切な予防患者数が見えてくると思います。

ここで、歯科医院として、どのような患者さんを、予防メインテナンスに移行させるか

92

第3章　予防歯科の具体的な導入と実践方法

を明確にしておく必要があります。すべての終了患者さんを手当たり次第、というのはおすすめできません。前述のように、これは自由診療を選択した患者さん、自分の口腔内への関心が高い患者さん、アポイントをキチンと守る真面目な患者さんを対象とするのがいいでしょう。モチベーションの低い患者さんのモチベーションを上げるのはとても大変です。かなりの時間と労力が必要です。

しかし、もともと口腔内への意識が高い患者さんに、予防メインテナンス処置の重要性を理解していただくのは、さほど時間がかかりません。まずは、本当に自分の口腔内をよくしていきたい、と考えている患者さんに絞って、予防メインテナンス処置の重要性を理解してもらい、継続して来院してもらうことが重要となります。

対象がぼんやりしたままで、やたらにリコールはがきを出してもあまり意味がありません。しかし、いくら口腔内への関心が高くとも、自由診療の予防メインテナンスを避けたほうがいい患者さんもいます。これについては、次項で詳しく説明していきます。

このようにして、予防歯科を導入するときは、対象とする患者さんを絞ってからはじめていくことが、医院の経営面と予防の継続性の面から見て必要なことです。

2　自由診療の予防メインテナンスを避けたほうがいい患者さん

自由診療の予防メインテナンスを避けたほうがいい患者さんは、次のような方です。

① 極度に神経質な患者さん
② 要求する内容が（歯科医療のプロから見て）極端すぎるくらい高い患者さん
③ アポイントを守れない患者さん
④ 自分の口腔内への関心がなく、モチベーションが低い患者さん

①と②のケースについては、ある程度、臨床経験のある歯科医師や歯科衛生士なら理解できると思います。このような患者さんは、自由診療の予防メインテナンスにかぎらず、歯科医院にとって要注意であることが多いものです。

③のアポイントを守れない患者さんというのは、歯科医院にとって大きな経済的損失をもたらします。

たとえば、自由診療でPMTCを行うとなると、最低50分は必要です。もし無断キャンセルをされると、その時間はまったく空いてしまうのです。この間も当然、歯科衛生士の人件費は発生しますし、仮に事前連絡があれば、その時間に他の患者さんの予約を入れられたかもしれません。この逸失利益を含めると、医院にとっての損失は予想以上に大きくなります。ですから、アポイントを守れないような患者さんを対象とするのは避けたほうが無難です。

④に関しては、93ページで述べたとおりです。

第3章　予防歯科の具体的な導入と実践方法

2　予防歯科の具体的な実践方法

前項では、医院の実態分析の観点から、予防歯科の導入法の足がかりを紹介してきました。ここでは、予防歯科実践のための現実的で具体的な方法を述べていくことにします。ポイントは、ズバリ、次の3点です。

① **予防歯科のターゲットとなる患者さんを絞る**
② **オーダーメイドの予防メインテナンスは自由診療で行う**
③ **スケジュールを工夫する**

①については、前項で詳しく述べましたので、ここでは省略します。

②のオーダーメイドで行う予防歯科は、繰り返し述べてきたとおり、自由診療で行うのが望ましいでしょう。これは、医院の経営的な面からもそうですし、歯科衛生士へのモチベーション

〔図表55〕 いしかわ歯科医院 予防歯科の料金表

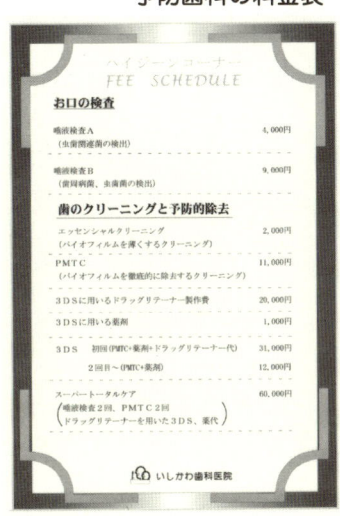

ハイジーンコーナー FEE SCHEDULE	
お口の検査	
唾液検査A（虫歯関連菌の検出）	4,000円
唾液検査B（歯周病菌、虫歯菌の検出）	9,000円
歯のクリーニングと予防的除去	
エッセンシャルクリーニング（バイオフィルムを薄くするクリーニング）	2,000円
PMTC（バイオフィルムを徹底的に除去するクリーニング）	11,000円
3DSに用いるドラッグリテーナー製作費	20,000円
3DSに用いる薬剤	1,000円
3DS　初回(PMTC+薬剤+ドラッグリテーナー代)	31,000円
2回目～(PMTC+薬剤)	12,000円
スーパートータルケア（唾液検査2回、PMTC2回、ドラッグリテーナーを用いた3DS、薬代）	60,000円

いしかわ歯科医院

95

アップのためにも、そうすべきです。

〔図表55〕は、当院が自由診療で行っている予防歯科の料金表です。PMTCは50分で1万1千円です。講習会でこの話をすると、「PMTCは保険診療の機械的歯面清掃加算と同一ではないか」「自由診療というのはおかしいのでは……」という声を聞きますが、それは違います。

PMTCは、う蝕および歯周疾患の発症予防のために、歯面のバイオフィルムを除去し、消毒薬で歯面を消毒後、フッ素塗布を行うものです。

中医協が平成20年2月に発表した『平成20年度診療報酬改定における主要改定項目について（案）』の中の「歯科疾患の指導管理体系の見直し」の項で、歯科疾患管理料の説明は「第2 具体的な内容（中略）う蝕、歯肉炎、歯周病および歯の欠損等継続的な口腔管理が必要な歯科疾患の治療に加えて、再発防止・重症化予防のための継続管理を新たに評価する」となっております。そして、機械的歯面清掃加算を2ヵ月に1回認めると記されています。つまり、保険診療での機械的歯面清掃加算は、あくまで治療のためのものなのです。これは、予防歯科の考えとは異なります。

予防歯科の自由診療を、低料金で提供する医院もありますが、これはおすすめできません。医院の採算性が合わないからです。そのような医院の院長先生や歯科衛生士からお話をうかがうと、料金が高いと、患者さんの間に悪い評判がたって、来なくなってし

96

第3章　予防歯科の具体的な導入と実践方法

まうというのです。

また、「大都市（100万人以上の都市）なら高くても大丈夫だろうけど、うちは地方だから、田舎だから（安くないといけない）……」とおっしゃる先生もいます。果たしてそうでしょうか。マッサージを考えてみてください。全国のどこにでもある普通のマッサージ店でも、30分で4千円〜5千円はかかるでしょう。地方では高いと気持ちがいい→ある程度、お金がかかる、という認識をもっているからです。これは、多くの人がマッサージはいって、閑古鳥が鳴いているわけはないはずです。

では、PMTCはどうでしょう。これはれっきとしたプロフェッショナルが行う医療行為です。EBMにもとづいて医学的に正しいことを行っています。そして施術後、患者さんは爽快感が得られます。PMTCを行うことで、患者さんの口腔内の健康への一助につながることは明らかです。それを高いといって、料金を低く設定するのは、医療側からの考えです。

患者さんにPMTCのメリットを説明し、これをキチンと行うには、これぐらいの料金がかかるとハッキリ説明すれば、必ず理解していただけます。もちろん、処置後は費用に見合うだけの満足感を患者さんにもっていただくことが重要です。患者さんに理解していただけないのは、歯科医師・歯科衛生士がPMTCの利点をしっかりと理解し、自信をもってすすめていないことにも原因があります。

97

3 予防歯科導入後の理想的なスケジュール

予防歯科を医院に導入し、継続して行っていくメリットは、医院の経営的な面からは、前述してきたことと矛盾がしますが、あまり期待できないといっていいかもしれません。自由診療で行ってわずかな黒字といったところでしょう。

本当のメリットは、患者さんと医院とのつながりを強固にすることにあります。つまり、予防歯科を実践することで、その患者さんにとって、その歯科医院がホームドクターになるのです。

しっかりと治療してもらって、口元も美しくなり、快適に嚙めるようになった→あそこの歯科医院に行けば、自分の口の中の記録がすべて残っている→知っている顔もたくさんいる→おまけに皆、ホスピタリティがあるとなれば、患者さんは他の医院に浮気するようなことはありません。この関係を維持していくには、絶えずあるいは定期的に患者さんとかかわって、いい関係を保っていく必要があります。予防メインテナンスを行っていく本当の利点はここにあります。

ここで、理想的なスケジュールを〔図表56〕に示しておきます。ポイントは、定期健診

第３章　予防歯科の具体的な導入と実践方法

〔図表56〕　予防歯科のスケジュール表（例）

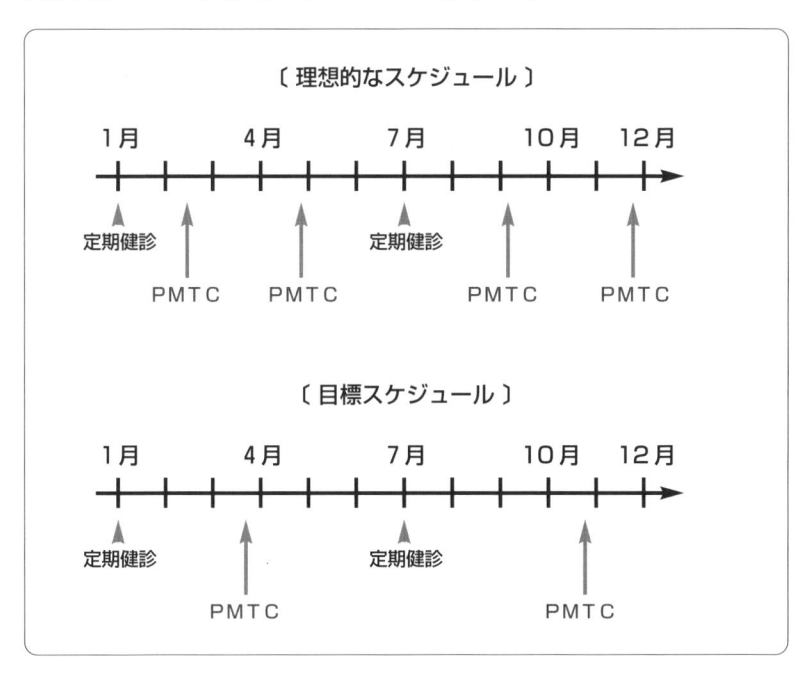

〔 理想的なスケジュール 〕

1月　4月　7月　10月　12月

定期健診　PMTC　PMTC　定期健診　PMTC　PMTC

〔 目標スケジュール 〕

1月　4月　7月　10月　12月

定期健診　PMTC　定期健診　PMTC

と自由診療のPMTCを組み合わせている点にあります。

定期健診を行っていく間隔については、昔から多くの文献的な考察がなされています。付着喪失がない場合に関しては６ヵ月ごと、付着の喪失がある場合についてはさまざまな考え方がありましたが、現在は次のようなものに落ち着いています。

術前の歯周組織の状態、う蝕活動性、生活習慣などによって、患者さんごとにオーダーメイドで１ヵ月、２ヵ月、３ヵ月、６ヵ月としていくのが一般的になっています。こ

の間隔については、歯科医師が治療の終了時にキチンと評価することが必要です。定期健診は、歯周基本検査、補綴物の咬合のチェック、X線検査、歯石除去を通法により行っていきます。ここで問題がなければ、予防処置（う蝕、歯周病予防）のためのPMTCを行っていきます。仮に1年に2回ずつ定期健診とPMTCを行うと、年に4回は患者さんの口腔内を確認できます。

予防処置としてのPMTCを行っているときでも、何か口腔内に変化があれば、当然、歯科衛生士は気づきますので、早期に対応できるメリットがあります。実際に年に4～6回来院されている患者さんの多くは、非常に良好な口腔内状態を保っております。

PMTCの効果がどれだけ持続するのかは、まだはっきりとしたエビデンスがありませんが、仮に4～6ヵ月に1度のPMTCであっても、口腔内がかなり気持ちよくなることで、その患者さんのモチベーションの維持につながると確信できます。患者さんが長期に来院してくれるどのような優れた予防メインテナンスシステムでも、PMTCには、単なるバイオフィルムの除去だけではなければ、効果が発揮できません。このような役割ももっています。

第3章　予防歯科の具体的な導入と実践方法

4 歯科衛生士に求められるスキルと歯科医院のシステム化

予防歯科を効果的に行っていくには、歯科衛生士の存在が必要不可欠になります。ただ歯科衛生士がいるというだけではダメで、歯科衛生士には予防・メインテナンスに関する知識・技術、患者さんとのコミュニケーション能力といったものが求められてきます。

ここでは、歯科衛生士に必要なスキルを取り上げながら、予防歯科を導入し、実施を成功させるために、歯科医院をシステム化していく具体的な戦術を説明していきます。

1 技術力：医院全体のスキルアップを

予防歯科を導入し、医院にしっかりと定着させていくには、その基盤となるものが必要です。予防歯科を定着させる基本となるのが、歯周治療の知識と技術（歯科衛生士の技能も含む）です。

AAP（アメリカ歯周病学会）の分類〔図表42〕で、歯肉炎から中程度の歯周炎（骨の進行性吸収を認め、軽度の根分岐部病変と動揺を認める）までの歯周炎に対して、検査・診断を行ったのち歯周基本治療を行い、再評価、メインテナンスといった一連の歯周治療

101

をキチンと行える医院環境であることが必要です。

歯周治療をおろそかにして、予防処置を行っても、形だけのものになる可能性があります。縁下歯石がこびりつき、歯肉の炎症が存在する口腔内にPMTCを行っても、何の意味もありません。あくまで、歯周治療や修復治療が完了し、口腔内に細菌感染症状がない状態で予防処置を行うのが、医学的に当然といえます。

まず、歯周基本検査、口腔衛生指導やスケーリングなどの初期治療から始まり、SRPまでのしっかりとした歯周治療の技術がなければ、予防メインテナンスを行うことは難しくなります。とくに口腔衛生指導によって、患者さんのプラークコントロールは左右されますから、きわめて重要なことです。プラークコントロールの善し悪しによりその後の経過はまったく異なってしまいますので、後述するように歯科衛生士は幅広い知識、コミュニケーション能力が求められます。

また、実際の歯周治療において、歯科医師は歯科衛生士と二人三脚ですすめていくことが大切です。歯周基本治療は、歯科衛生士の分担が多くなると思いますが、患者さんのモチベーションを確認すると同時に、治療の進行具合と基本治療後の再評価において、どのくらい改善したかを歯科医師(院長)がチェックすることで、ある程度、歯科衛生士の技術レベルを把握することができます。SRP後の再検査においても、結果が悪かった場合、患者さん側の反応が悪いのか、術者の技術が未熟なのかを考えなければなりません。

第3章　予防歯科の具体的な導入と実践方法

患者さんの予防メインテナンス記録の重要性

　いしかわ歯科医院では、患者さんが予防メインテナンスに移行するときに、下の図に示すような用紙を作製します。患者さんが予防メインテナンスで来院したときに、その日付を記入していくものです。

　何かトラブルがあって（本来、望ましくありませんが……）来院したときも、その日付を順に記録します。そうすると、治療終了後の患者さんの予防メインテナンスの歴史が一目瞭然でわかります。また、何か問題点があって来院した場合も書いてあるので、あとから見返すときに非常に便利です。

　予防メインテナンスは長期間になりますから、カルテも当然、年々厚くなってきます。この記録用紙はカルテの一種の要約ともいえます。そのため、これを見るだけでだいたいの情報が得られるので、以前の記録を確認したいときに、厚いカルテをわざわざめくる必要がありません。

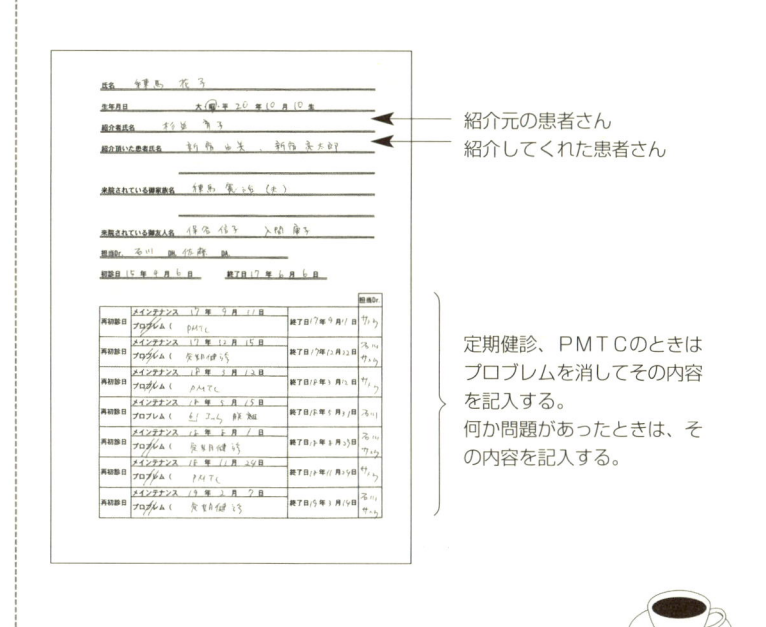

紹介元の患者さん
紹介してくれた患者さん

定期健診、PMTCのときはプロブレムを消してその内容を記入する。
何か問題があったときは、その内容を記入する。

とくに、キャリアの浅い歯科衛生士に関しては、ステップごとにフォローをしていく必要があります。プロービングひとつとっても、施術者によってバラツキがかなりあることが報告されています。これらを踏まえて、歯科医院全体の技術力をアップさせていくことが重要になります。

このとき、歯科医師（院長）が歯周治療に精通しておくことはもちろんですが、院内で定期的に研修を行うなどして、たえずレベルアップをはかっていくことも必要です。もし、外部講師を招いて研修をしたり、セミナーや講習会などに歯科衛生士を派遣する場合は、初回は必ず院長も参加すべきです。それは、講師にもさまざまな考えをもった先生がいるため、自分の歯科医院にとって、考え方がそぐわない場合は、せっかくの講習がムダになってしまう恐れがあるからです。

ですから、院長自身がその点をしっかりと見定め、自院の目指すべき方向性と似た考え方の講師を選ぶべきです。自院にあった講師のセミナーや講習会などが見つかったら、定期的に歯科衛生士を派遣したり、新人の歯科衛生士を派遣したりしていきます。

自院の歯科衛生士が、方向性の異なったセミナーや講習会などに参加してしまうと、考え方や技術的な部分に相違が生じてくる恐れがあるので、参加するセミナーや講習会などは統一しておくのが無難でしょう。

第3章　予防歯科の具体的な導入と実践方法

もちろん、セミナーや講習会などに参加したからといって、すぐに技術が向上するわけではありません。日常臨床の中で、歯科医師あるいはベテランの歯科衛生士が、その技術レベルを確認しながら、フィードバックしていくことが大切です。

確かな予防・メインテナンスシステムを構築し、実践していくには、院内で歯科衛生士の知識と技術を高水準に保っておくことが重要となります。自院の歯科衛生士の能力・性格・人間性などをキチンと見極め、教育していくのは院長の仕事です。常日頃から、最新の情報や知識・技術の獲得に努め、それを定期的な勉強会などで伝えながら院内で共有し、目指す方向に歯科医院全体を導いていかなければなりません。

2　知識：歯科疾患だけではなく全身疾患についても

歯科衛生士に関しては、歯周治療だけでなく通常の一般治療の流れ・知識をもつ必要があります。

治療の経過を知ることで、予防メインテナンスに移行したときに、よりきめ細やかな予防処置ができるというメリットがあるからです。また、各種治療法を知ることで、歯周治療時にも役立ちます。歯周治療には、解剖学・X線診断学、そして咬合や一般の保存治療などの幅広い知識がバックグラウンドとして必要だからです。これは、アシスタントワークの中で身につけていくしかありません。

105

〔図表57〕　「知っておこう！　患者さんのこと、全身疾患のこと」

> **知っておこう！**
> ## 患者さんのこと、全身疾患のこと
> ### Part 1　〜メタボリックシンドローム編〜
>
> キーワード：メタボリックシンドローム、内臓脂肪型肥満、高血圧、糖尿病、高脂血症、動脈硬化
>
> 　年々社会が高齢化する中で、歯科衛生士が歯科だけでなく全身疾患に関する知識も持つ必要性を、皆さん切実に感じていることでしょう。メインテナンスに通われている患者さんが病気を発症したり、新たに薬を服用するようになったり、あるいは、悲しいことに長年通われていた方が亡くなられたりと、全身疾患が非常に身近にあります。また、歯周病とさまざまな全身疾患との関係がわかってきているように、初診時に健康状態を聞くだけでなく、全身疾患を把握することは当然のこととなりました。長期的に患者さんとかかわっていくという歯科疾患の特徴を考えれば、全身疾患を抱えて生活する患者さんを、側面からサポートする体制が望まれているのだと思います。すなわち、歯科治療を行ううえで、全身疾患のためにどんな治療を受け、どんな薬を服用し、また生活にどのような制限があるのかといったことを把握することが必要です。
> 　そこで本特別シリーズでは、特に罹患率の多い全身疾患を取り上げていただき、2回にわたってご解説いただきます。それぞれの疾患の特徴や治療法、日常生活への影響や支障、歯科診療時の注意点、歯科衛生士がかかわるときの注意点など、「疾患」と「疾患を持つ患者さんの環境」に焦点を当ててご紹介いただきます。Part 1である今回は、数ある疾患の中でも昨今特に注目を浴びる、メタボリックシンドロームにかかわる疾患です。
> 　　　　　　　　　　　　　　　　　　　　　　　　（編集部）
>
> 解説
> 注意
> 治療
> 問題
> 歯科衛生士

（『歯科衛生士』vol.31 No.7, 8　クインテッセンス出版より）

　私どもの歯科医院では担当衛生士制をとっており、歯周治療や予防処置のときはもちろん、治療時にも極力、担当衛生士がアシスタントにつくよう努めております。
　これは、同じ歯科衛生士が患者さんの側にいることで、患者さんがリラックスしてくれるからです。とくに、抜歯やインプ

第3章 予防歯科の具体的な導入と実践方法

ラント治療などの外科的処置のときには効果があります。患者さんは、どんなときも治療中は不安です。患者さんは、顔見知りの歯科衛生士が側にいるだけで安心するものです。

アシスタントワークというのは、治療のアシスタントはもちろんのこと、患者さんが治療に参加するためのアシスタント、つまり、患者さんへの一種のおもてなしと私たちは考えています。

日本は、世界でも類をみない超高齢社会になります。歯科医院に来院する高齢者も多くなり、その中には全身疾患を有し、内科的治療を受けている患者さんも少なくありません。最近のトピックスとして、歯周病とメタボリックシンドロームの関連性も注目されています。

これらのことを踏まえて、歯科衛生士も代表的な全身疾患、とくに循環器系疾患(虚血性心疾患、高血圧症)や糖尿病などについて、基本的な知識(疾患の概念、内服薬、歯科治療時の注意点)などを把握しておく必要があります。最近話題になっている、骨粗鬆症の代表的な治療薬であるビスホスホネート製剤を投与されている患者さんの、歯科治療時の注意点と対策についても、基本的なことをおさえておくべきです。

これらの知識を増やすことで、患者さんの全身状態に気を配れるようになり、患者さんからの信頼も増してきます。

3 メインテナンスに関する用語を院内で統一する

予防やメインテナンスにおいて、患者さんへの説明は一般の治療に比べてかなり多くなり、かつ重要になってきます。私たちが普段、何気なく使っているプロービング、ブリーディング、歯周ポケット、付着歯肉、バイオフィルムなどは、患者さんにとっては未知の単語です。

患者さんは、歯科の専門用語をほとんど理解できていないと考えてよいでしょう。たとえば、歯周ポケットを測り、その結果を説明するにしても、患者さんが歯周ポケットの意味を正確に理解し、キチンとしたイメージができなければ、患者さんにとって、その数値が何を示し、何のための検査なのか理解できず、説明を聞いても、まったく意味をなさなくなる恐れがあります。

したがって、専門用語や基本的な検査については、その用語や表現をかみ砕いて、ほとんどの患者さんが理解できるような、わかりやすい表現にすることです。その際、歯科医院として統一した表現や使い方をすることが大事です。歯科医師や歯科衛生士によって表現が異なったりでは、患者さんが混乱する一因となります。

そのため、歯科医院として、全スタッフでミーティングを行い、専門用語のかみ砕いた言い方や表現を統一したものにしておく必要があります。

108

4 ホスピタリティあふれる接遇力が患者さんの心をつかむ

長期にわたるメインテナンスにおいては、対患者さんとのコミュニケーションが非常に重要な役割を担ってきます。

予防歯科の目的は、患者さんの口腔内の健康の維持とはいっても、患者さん自身、来院するのが苦痛と思えば続かなくなります。担当の歯科衛生士との良好なコミュニケーションを通して信頼関係が構築されて、歯科医院に来院することが楽しみになれば、継続して来院いただけます。

加えて、長期のメインテナンスでは、患者さんのバックグラウンド（性格・考え方・生活環境・家族構成など）や体調といった要素に、大きく影響されることが多くなります。たとえば、家族が病気で入院したりすれば、看病等の負担が増え、口腔内の清掃状態が悪化することもよく経験します。そういった事情を踏まえずに、マニュアルどおりに「もっと頑張って磨いてください」と対応してしまえば、患者さんにとってとても辛く悲しいことになるに違いありません。

患者さんに関心をもって、普段から何気ないことにも気を配っていれば、こうした場合は「何か変わったことでもありましたか？」といった気づかいのひと言が、まず出てくるはずです。患者さんは、四六時中、口腔内のことだけを考えて生活しているわけではないのです。

さらに大事なことは、自由診療で予防処置（PMTC、唾液検査、3DS）を行うので

あれば、歯科衛生士をはじめスタッフの服装・髪型・言葉づかい・雰囲気なども、重要な要素となってきます。白衣が汚れてしわくちゃだったり、髪型がだらしなかったり、言葉づかいがひどかったりすると、患者さんは幻滅してしまいます。

多くの患者さんは、一流といわれるホテルやレストラン、ブティックの接遇に慣れています。自由診療で行う以上、患者さんは、私たちの想像以上に多くを期待し、一流に近い対応などを求めているのです。あまりに、仰々しいのは考えものですが、医療人として最低限の清潔感のある容姿と、正しい敬語を用いた言葉づかい、そしてホスピタリティあふれる対応を心がけていくべきです。

技術的なものは当然ですが、こうしたことが自然にできるのが、医療人として真のプロフェッショナルです。この点については、院長自身も十分に注意する必要があります。スタッフは知らず知らずのうちに、院長の言動を真似るものであり、院長の雰囲気が、その歯科医院の雰囲気になることが多いからです。

それだけに、院内のスタッフ間のコミュニケーションも非常に重要です。歯科医師―歯科衛生士―歯科助手―歯科技工士間の良好なコミュニケーションがないと、業務に支障をきたす場合が出てきます。

院内の雰囲気がギクシャクすると、患者さんにもそれが伝わります。患者さんは私たちの考えている以上に、院内の雰囲気に対して敏感なのです。日頃から、ミーティングな

110

5 予防歯科の導入で、**歯科衛生士のモチベーションが高まる**

現在、歯科衛生士は需要が多く、都市部では求人を出してもなかなか集まらないことが多いといわれています。また、歯科衛生士の定着率も低く、採用しても短期間で辞めてしまうといった、歯科医院の嘆きもよく聞きます。

歯科衛生士不足や定着率の悪さの要因は、労働条件・処遇などにもあると思いますが、最大の要因は働きがいが感じられないことではないでしょうか。

予防歯科を本格的に導入して、予防メインテナンス処置を行っていくことになると、自然と歯科衛生士業務が増加していきます。また、新たな自由診療による補綴物（当然、インプラントも含みます）のメインテナンス（PMTC、3DSなど）を行うことにより、より緊張感が生まれ、モチベーションが高まり、向学心も自然と芽生えてきます。

これらが自信になり、患者さんとのコミュニケーションが良好になると、歯科衛生士も自然と患者さんから感謝されることが多くなります。スケーリングひとつにしても、患者

口腔衛生指導の重要性

　口腔衛生指導というと、一昔前まではブラッシング指導が主でしたが、近年ではそれが異なってきています。口腔衛生指導は、まず患者さんの口腔内の問題点を抽出して、その原因を探ります。そのときには、唾液検査などが有効です。
　その結果をもとに、患者さんのナラティブ（6章参照）を考慮しながら、食生活・生活習慣などへの指導を行います。
　次に、現在の口腔内の環境を改善するための治療プラン、そして治療後の状態を保てるような予防メインテナンスメニューを作成していきます。そのメニューのひとつがブラッシング指導です。
　つまり、口腔衛生指導は、患者さんの治療導入から予防メインテナンスまでの一貫したプログラムを作成することといえます。そのため、歯科医師・歯科衛生士がチームとなり、多くの資料とさまざまな角度から検証を行っていくというチームワークが必要となってきます。

　さんから「ありがとう」といった感謝の言葉をかけられるようになってきます。
　患者さんからの感謝の言葉ほど、歯科衛生士に働きがいを感じさせるものはありません。院長から褒められるよりも、患者さんに感謝されることのほうが喜びは大きいものです。
　歯科衛生士の働きがいをつくる、モチベーションを高めることができれば、少なくとも定着率の改善はできます。そうした働きがいが生まれる場をセッティングできるのは、歯科医院のトップである院長しかいないことを肝に銘じてください。

第4章
予防歯科にはこんなオプションがある

1 予防歯科の主役はPMTC

アクセルソンとリンデによると、PMTC（Professional Mechanical Tooth Cleaning）は、専門家（歯科医師・歯科衛生士）による歯面のプラークやバイオフィルムを、物理的・機械的に除去する処置のことと定義しています。

PMTCの詳しい臨床的な意義・特長・目的などは他の書物に譲るとして、ここでは一般臨床医が理解しておくべき、PMTCの基本的な考え方を解説していきます。

1 PMTCは「快適さ」「心地よさ」を提供してくれる

PMTCのもっとも大きな特長は、従来の歯科医療にはなかった付加価値があるということです。PMTCを受けることで、患者さんは「快適さ」「心地よさ」を感じることができます。それが来院へのモチベーションになるのです。従来の歯科医療では、この「快適さ」「心地よさ」を感じるものがほとんどありませんでした。

この点で、PMTCは画期的なのです。全顎的な補綴治療後やインプラント補綴治療後は、定期的にメインテナンスを行っていく必要があります。

第4章　予防歯科にはこんなオプションがある

その際に、PMTCから得られる「快適さ」「心地よさ」は、患者さんが来院するための強い動機づけになります。咬合状態や口腔内の清掃状態のチェックも、患者さんが来院しないことには行えません。

人間はどんなことでも、「快適さ」「心地よさ」といったプラスの側面がないと、なかなか長続きできないものです。ただでさえ、歯科医院は患者さんにとって、行きたくない場所の代表例なのですから、行きたくなる要素が必要です。美容院やエステ、マッサージなども、この「快適さ」「心地よさ」を提供することに常に気を配っていますから、PMTCにはこれらに近い要素があると考えていいでしょう。

PMTCをとおして、患者さんにこの「快適さ」「心地よさ」を提供することができれば、定期的に来院するための有効な動機づけ、モチベーションアップにつながります。

しかし、PMTCで患者さんに「快適さ」「心地よさ」を感じていただけないと逆効果になり、患者さんが歯科医院から離れていく原因にもなる可能性があります。そのため、歯科衛生士はキチンとした研修を受け、正しい技能と知識を身につけ、自分が受けたくなるようなPMTCを患者さんに提供していく必要があります。

PMTCの基本的な概念は「歯面に付着したバイオフィルムを機械的に除去する」ということです。つまり、PMTCとは、患者さん自身による日常のセルフケアでは除去しきれない隣接面・歯肉溝・ポケット内のバイオフィルムや、時間が経過して毒性も強くなっ

115

た古いバイオフィルムを、短期間に物理的・機械的に破壊するプロフェッショナルケアなのです。それに付随して着色の除去や、エナメル質表面の滑沢化なども、PMTCにより可能となってきます。

2 PMTCとスケーリング ここが違う

ここで注意しなければならないのが、PMTCはあくまでバイオフィルム除去によるスケーリングによる歯肉縁上もしくは縁下のプラークや歯石の除去とは異なります。

一部の書籍や講演などでは、PMTCとスケーリングなどが混同されたり、PMTCとスケーリングを「クリーニング」とひとまとめにされたりしていますが、これは明確に区別する必要があります。PMTCとスケーリングは、医学的にまったく別の医療行為なのです。

本書で解説している予防歯科の導入・実践方法では、この部分を明確に区別しておかないと、スムーズに行えません。

ここでPMTCとスケーリングの違いを、もう一度整理すると、

●PMTC→バイオフィルム除去による蝕や歯周病の予防処置、つまりケア（予防）

●スケーリング→歯周基本治療の一環、つまりキュア（治療）

116

第4章　予防歯科にはこんなオプションがある

となります。

また、診療報酬の中に機械的歯面清掃加算がありますが、これを一部の歯科医師や歯科衛生士がPMTCと勘違いされていることも、たまに見受けられます。しかし、機械的歯面清掃は、3章でも述べたとおり、除石後の歯面のザラつきを取るための歯面研磨と考えるのが妥当でしょう。つまりは治療行為の延長であり、バイオフィルムの除去＝予防ではありません。

そのため、本書で解説しているPMTCとは、まったく異なるものであるということを、改めて強調しておきます。

3　PMTCを自由診療で行うワケ

本書でも繰り返し述べているように、PMTCを自由診療で行うと考える根拠は、バイオフィルムの除去＝予防という点にあります。保険診療では、PMTCに該当する項目がないのです。

ですから、PMTCを自由診療で行う場合、同日にスケーリングを行うことは、混合診療にあたり違法となります。スケーリングとPMTCを同日に行い、スケーリングとPMTCの代金を別々に患者さんからいただく（スケーリングは保険診療、PMTCは自由診療）ことは、混合診療なのです。

117

4 一般診療と差別化をはかる――"予防専用的"個室のすすめ

PMTCを行う際は、予防専用の個室で行うのがいいでしょう。治療に関するものは一切ない快適さと癒しを追求した個室、これが望ましいスタイルです。

しかし、このような予防専用の個室を新たにつくるのは、一般的には難しいのが実情です。このご時世に、新たに設備投資をするのも大変ですし、都市部のテナント開業の医院などは、スペースも限られています。ですから、現実的には、今の医院の設備を工夫してPMTCを行っていくのがいいでしょう。

もし医院に個室があるのなら、その個室で行いましょう。もちろん、普段は治療に使っている個室でかまいません。

ただ、PMTCのときはユニット上とその周囲には、治療を連想させるようなもの（タービン、バー類など）を置かないようにすることです。そして、治療に関するもの（光照射機や各種材料、電気メス、レーザーなど）に覆布をかけるなどの配慮もほしいところです。

エプロンやタオルなども、実際の診療に用いているものと異なったデザイン・色・材質のものにすることで、「PMTCの空間は違うんですよ」ということを患者さんへアピールできます。

言い換えれば、ハード面からも「PMTCは治療とは異なる」ということを、患者さ

118

第4章　予防歯科にはこんなオプションがある

> **個室のすすめ**
>
> 　最近、新規で開業している歯科医院は、各ユニットが個室になっているところも多いと思いますが、個室が一つでもある歯科医院は、それほど多くないと思われます。
> 　しかし、これから新規開業や医院の改装などをお考えの先生がいらっしゃれば、少なくとも個室を一つつくることをおすすめします。
> 　個室は、ＰＭＴＣなどの予防処置はもちろん、インプラント手術や歯周外科処置などの観血的処置、全顎的な補綴治療などで、時間をかけて集中して治療をしたいとき、自由診療のコンサルテーション、初診の患者さんの問診、時には泣き叫んでいるお子様の治療、そしてあってはいけないことですが、クレーム患者さんの対応など、さまざまな用途があります。
> 　それだけに、講演会などでは「昼寝をするだけの院長室なら、潰して個室をつくってください」といつも話しています。

んに示すことが大切です。
　ＰＭＴＣはあくまでケア＝予防処置であり、患者さんにとって快適＝気持ちのいいものである必要があります。ですから、患者さんには「治療とはまったく別のもの」と感じていただくことが大切です。治療を連想させてしまってはダメなのです。
　タービンで削っている音が隣から聞こえたり、抜歯など観血的処置を行ったりしていると、どんなにパーテーションで区切られていても、患者さんは治療を連想してしまって、快適さとはほど遠くなってしまいます。患者さんは私たちの想像以上に敏感なのです。

〔図表58〕　症例5つのケース

I　着色のあるケース
II　天然歯で着色のないケース
III　知覚過敏のあるケース
IV　補綴治療を行ったあとのケース
　　（インプラント治療を含まない）
V　補綴治療を行ったあとのケース
　　（インプラント治療を含む）

5 症例に応じてPMTCの器具や手順を使い分けよう

(1) 症例を5つのケースに分けてみる

PMTCを日常臨床で実際に行っていく場合、対象となる患者さんの口腔内はさまざまな場合が考えられます。補綴治療が全顎的に行われているケース、インプラント治療が部分的に行われているケース、バージンティースのケース、知覚過敏があるケースなどいろいろです。どのケースにも、画一的な方法で行っていいわけではありません。

当院では、〔図表58〕のように患者さんの口腔内の状態を大別して、それぞれにあったPMTCの方法論を作成しました。そして、それをもとに患者さんごとにカスタマイズし、オーダーメイドのPMTCとして行っています。

そのため、個室で行えば、周りの治療の音を気にしなくてすみます。しかし、現在の医院で、どうしても個室が用意できなければ、診療室の中で一番奥まった静かなユニットで行う、一番新しいユニットを使う、アポイントを工夫するなど、いろいろ創意工夫をして〝予防専用的〟個室にしてみるとよいでしょう。

第4章　予防歯科にはこんなオプションがある

〔図表59〕　染め出し

術前口腔内写真

染め出し後の口腔内写真

＜PMTCの基本的な流れ＞

PMTCの基本的な流れは共通していますが、それぞれに使うペースト・器具、そして手順などが若干異なります。次に詳しく解説していきます。

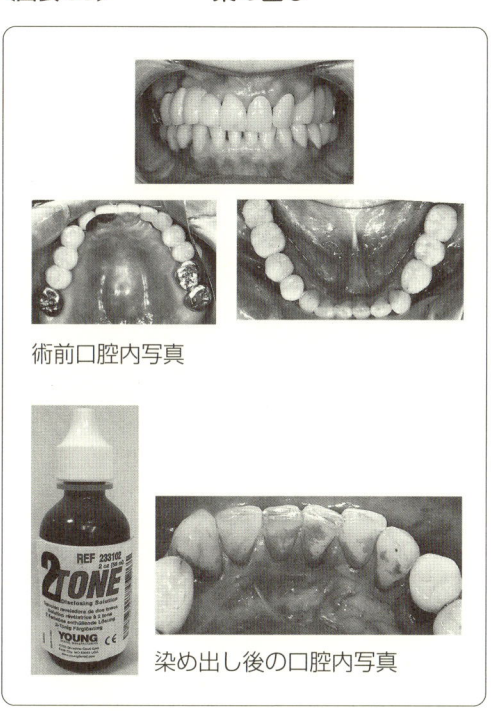

① 染め出し
② エッセンシャル法（術者磨き）‥歯科衛生士による歯ブラシでの歯面清掃
③ ペースト磨き‥ポリッシングブラシと粗研磨剤による歯面清掃
④ 隣接面清掃‥インターペーストブラシまたはエバチップによる清掃
⑤ 仕上げ磨き‥ラバーカップと仕上げ研磨剤による歯面研磨
⑥ フロッシング
⑦ イリゲーション（洗浄）‥クロルヘキシジンによる

⑧ 殺菌洗浄

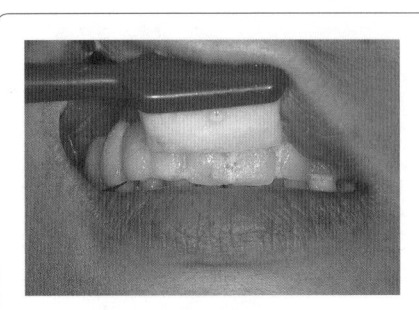

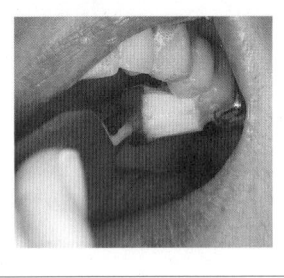

⑧ フッ素塗布

〈PMTCの各プロセス〉

① **染め出し**／当院では〔図表59〕の染め出し液を用いています。これは、プラークが2色に染め出されるのが特徴。ピンク色に染まるのが新しいプラーク、紫色に染まるのが古いプラークです。歯頸部・歯間部は紫色に染まる（古いプラーク）場合が多いので、患者さんには普段のブラッシング時に、歯ブラシが届きにくい部位を目で確認してもらうのに有効です。

② **エッセンシャル法（術者磨き）**／歯科衛生士が、実際に歯ブラシを用いて染まった部位の汚れを落としていきます。患者さんには、歯ブラシだけでもキチンと汚れが落とせることを実感していただきます。歯ブラシはスウェーデン製のTePeソフトを用います〔図表

〔図表60〕 エッセンシャル法

122

第4章　予防歯科にはこんなオプションがある

〔図表61〕　ペースト磨き

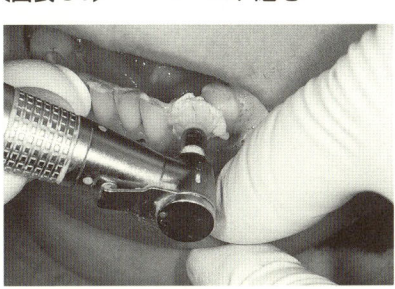

〔図表62〕　隣接面清掃

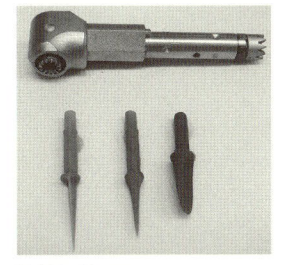

販売元／Dentatus

〔図表63〕　仕上げ磨き

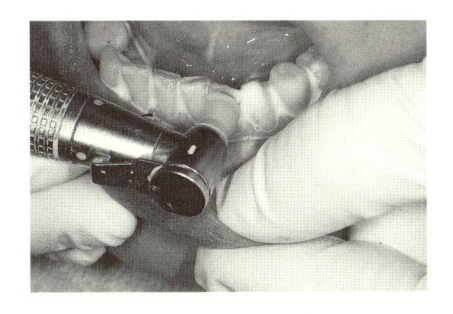

60〕。この歯ブラシは一見すると大きくて使いにくそうですが、植毛部のブラシの密度が高いので、プラークを落としやすく、とても使いやすいものです。そして、実際に使ってみると持ち手が大きく、高齢者や握力のない方でもしっかりと握れます。

これは出入りの材料屋さんから購入できます。

このエッセンシャル法は、単独の予防メニューとしても行っております。この場合は、15分で2000円となっています。当院では、上肢の運動障害がある方や高齢の患者さんなどが定期的に受けています。

〔図表64〕　フロッシング

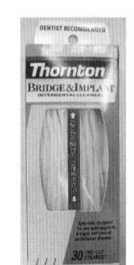

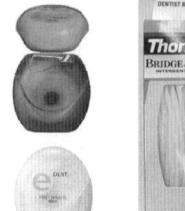

ライオン歯科材株式会社

③ ペースト磨き
④ 隣接面清掃
⑤ 仕上げ磨き

③と⑤に関しては、症例によって用いる研磨剤などが異なるので、後ほど詳しく述べていきます。そのため、ここではこれらを行う際の注意点をあげていきます。

∧注意点∨

・低速コントラの回転数は、1000～1500回転／分で作業する

・PMTC器具（とくにエバチップ）の先端を歯肉および粘膜に向けて作業しないます。また、スーパーフロスは、ブリッジのポンティック部分やインプラントの上部構造周囲に用いると効果的です。

・飛沫で衣服を汚さないよう注意し、唾液の吸引と洗口に気を配る

⑥ フロッシング／当院では〔図表64〕のDENT.e-flossとスーパーフロスを用いています。DENT.e-flossは水分を含むと広がるので、歯間乳頭部のプラークも比較的よく落とせます。また、スーパーフロスは、ブリッジのポンティック部分やインプラントの上部構造周囲に用いると効果的です。

⑦ イリゲーション（洗浄）／クロルヘキシジンを含んだ溶液を用いて行います。この際、原液ではなく、必ず数十倍に希釈してから洗浄を行います。

124

第4章　予防歯科にはこんなオプションがある

⑧ **フッ素塗布**／原則的にインプラント補綴を行った部位には、フッ素塗布を行いません。口腔内にインプラント補綴部位と天然歯・補綴歯などが混在している場合は、綿球にてインプラント補綴部位以外に塗布します。それ以外の場合は、スポンジを用いて全顎的に塗布します。歯根面が露出している部分は、根面カリエスのリスクがあるので、同様に塗布するとよいでしょう。

〔図表65〕　フッ素塗布

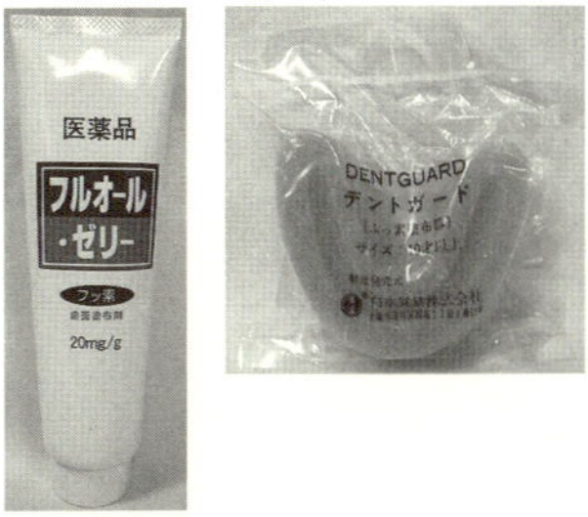

フルオール・ゼリー
販売元／㈱ビーブラント・メディコーデンタル

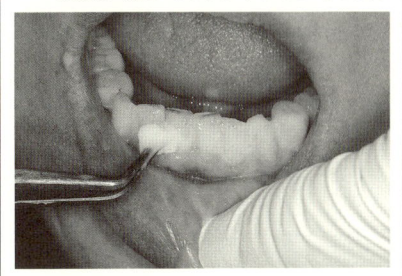

フッ素塗布

6　いしかわ歯科医院で使っている器具・製品

では、当院で使用している器具を紹介しながら、Ⅰ〜Ⅴのケースで、具体的にどのようにしてPMTCを行っているかを解説していきます。

当院では、この5つのケースに合わせた方法をベースにして、歯科衛生士が多少のア

〔図表68〕 仕上げ磨き用ペースト

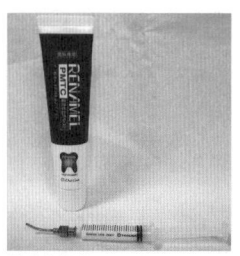

株式会社オーラルケア

ハイドロキシアパタイトを含むために、エナメル質の修復作用があるといわれています。

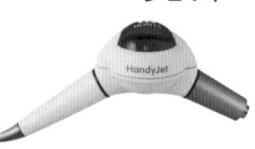

〔図表67〕 ハンディジェット

株式会社モリタ

水とパウダーの噴射がよく、短時間で効率的な歯面清掃ができます。

〔図表66〕 グリッター

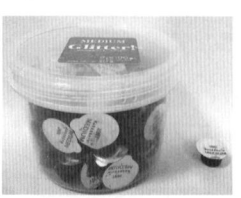

白水貿易株式会社

少し硬いので水を少し混ぜたりすると飛び散りにくくなります。

レンジをして、患者さんによって一番よいと思われる方法で、患者さんごとにオーダーメイドのPMTCを行っています。

Ⅰ 着色のあるケース
① 染め出し
② エッセンシャル法
③ グリッターによるステイン除去。強固なステインはエアフローで除去後、研磨剤にてペースト磨き
④ 隣接面清掃
⑤ RENAMELによる仕上げ磨き
⑥ フロッシング
⑦ コンクールFによるイリゲーション
⑧ フッ素塗布

Ⅱ 天然歯で着色のないケース
① 染め出し

第4章　予防歯科にはこんなオプションがある

〔図表69〕モリタP・クリーンポリッシングペースト

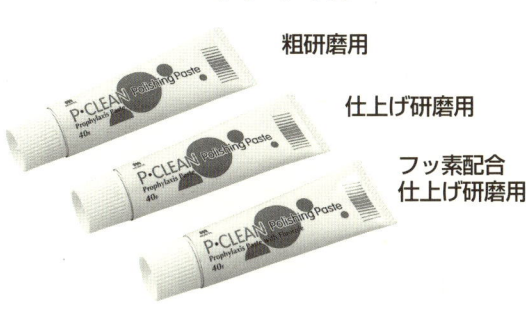

粗研磨用

仕上げ研磨用

フッ素配合仕上げ研磨用

株式会社モリタ

① エッセンシャル法
② モリタP・クリーンポリッシングペーストまたは GC PTC レギュラー（緑）によるペースト磨き
③ モリタP・クリーンポリッシングペースト、GC PTC レギュラーによるペースト磨き
④ 隣接面清掃
⑤ モリタP・クリーンポリッシングペーストFDファインによる仕上げ磨き
⑥ フロッシング

Ⅲ　知覚過敏のあるケース

① 染め出し
② エッセンシャル法
③ モリタP・クリーンポリッシングペースト、GC PTC レギュラーによるペースト磨き
④ 隣接面清掃
⑤ RENAMEL または GC PTC ペースト（黄）ファインによる仕上げ磨き
⑥ フロッシング
⑦ コンクールFによるイリゲーション
⑧ フッ素塗布（フルオール・ゼリー）

127

Ⅳ 補綴治療を行ったあとのケース（インプラント治療を含まない）
　① 染め出し
　② エッセンシャル法
　③ ペースト磨き（着色や知覚過敏の有無により部位ごとに使い分ける）
　④ 隣接面清掃
　⑤ RENAMELによる仕上げ磨き
　⑥ フロッシング（DENT.e-flossとスーパーフロス）
　⑦ コンクールFによるイリゲーション
　⑧ フッ素塗布

Ⅴ 補綴治療を行ったあとのケース（インプラント治療を含む）
　① 染め出し
　② エッセンシャル法
　③ ペースト磨き
　④ 隣接面清掃
　⑤ 仕上げ磨き

第4章　予防歯科にはこんなオプションがある

⑥フロッシング
⑦イリゲーション
⑧フッ素塗布（インプラント補綴部位には塗布しない）

このケースには、いくつかの注意点とポイントがあります。
まず、粗研磨剤を用いて補綴物を磨くと、表面に細かい傷をつけてしまう可能性があるので、控えたほうがいいでしょう。染め出しをするとわかりますが、補綴物、とくにポーセレンにはほとんどプラークがつきません。そのため、仕上げペーストとラバーカップだけでも十分な場合が多いようです。

ただし、歯間部はプラークが付着している場合が多いので、インタースペースブラシや円錐状のブラシを用いて磨きます。歯間空隙が狭い場合は、エバチップを用いるといいでしょう。

フロッシングは、ブリッジのポンティック部分やインプラントの上部構造周囲にスーパーフロスを用いて行います。支台歯とポンティックの連結部分およびポンティックが歯肉と接している部分は、歯ブラシが届かない部分なので、汚れがたまりがちですので注意してください。そのため、これらの部分には必ずスーパーフロスを使います。

インプラントの上部構造は、インプラント体から大きくふくらむようにして立ち上がってくるので、このふくらみの部分も汚れがたまりやすくなります。その部分も同様に、

129

〔図表71〕　PMTCのお知らせ
　　　　　はがき

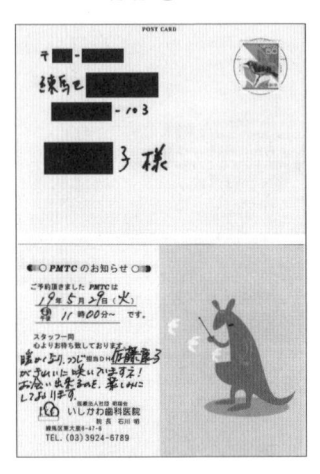

〔図表70〕　PMTC専用診療券

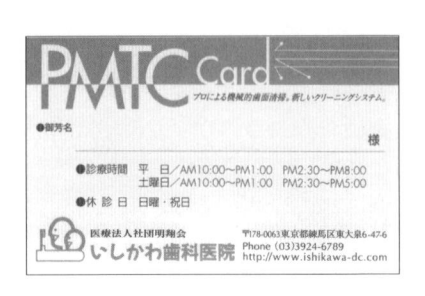

7　自由診療のPMTCで患者さんを感動させるための秘訣

(1) PMTC専用診察券をつくる

当院では〔図表70〕に示すようなPMTCの専用診察券を用いて、患者さんにお渡ししています。

裏面には、予約日と担当衛生士の名前を書くようになっています。これによって、PMTCは治療と異なるということが、患者さんに感じていただけます。

スーパーフロスを用いて清掃します。

フッ素塗布は前述したとおり、インプラント補綴部分には行わないほうがいいでしょう。インプラント部分以外を綿球やワンタフトブラシを用いてフッ素を塗布していきます。

130

第４章　予防歯科にはこんなオプションがある

〔図表72〕　　　　　　　患者さん専用の資料提供

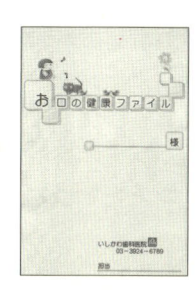

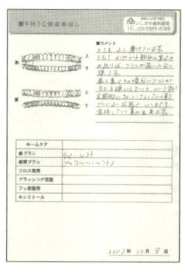

①お口の健康ファイル　　②染め出しシート　　③資料

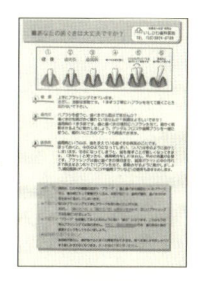

(2) PMTCのお知らせハガキ

このハガキは、PMTCの予約を取ったときに、宛名の部分は患者さんご自身に記入してもらいます。そして、予約の約10日前に届くように投函します。PMTCは数ヵ月先の予約となることも多いので、患者さんに確認の意味を込めて送ります。

ここには、予約日と担当衛生士がひと言コメントを書きます〔図表71〕。万が一、予約を忘れていてもハガキが届くので、何ヵ月か先の予約でも安心と多くの患者さんから好評です。また、住所と宛名を患者さんご自身に書いてもらうので、届いたときちょっとしたサプライズになって、これもなかなか面白いとの感想が多く寄せられています。

(3) お口の健康ファイル

PMTCを受けていただいた患者さんに、専用のお口の健康ファイル〔図表72①〕をお渡ししています。

このファイルの中には、染め出しシート〔図表72

② や、口腔内の状態を記入したシート、使っている歯ブラシの種類を記入したノート、歯周病の病態の解説の資料【図表72③】などが入れられるようになっています。これは、患者さんのPMTCの一種の歴史となり、以前、受けたときと比較ができて役に立つと好評です。

8　PMTC（自由診療）を避けたほうがよい患者さん

3章で述べましたが、ここでもう一度、確認しておきます。

自由診療のPMTCを行わないほうがいい患者さんは、歯科医師や歯科衛生士との十分なラポール（信頼関係）が形成されていない患者さんです。また、PMTCの目的や意義を十分理解していない患者さんの場合も、行わないほうがいいでしょう。

それは、PMTCを続けていても、ある一定の確率で修復物の脱離や歯根破折、Per、P急発といった予期せぬ不測の事態が生じることがあるからです。

そのときに、患者さんがPMTCの目的や意義をキチンと理解していないと、「毎回、高いお金を払っているのにどうしてくれるんだ！」ということになり、トラブルの原因ともなりかねません。

第4章　予防歯科にはこんなオプションがある

2 唾液検査は、患者の口腔内の情報の宝庫！

う蝕と歯周病は歯科の2大疾患ですが、これらはともに多因子性の疾患と定義されており、その中でも細菌因子の関与がきわめて大きいことは周知の事実です。

近年、研究がすすんでいる歯周治療における抗菌療法との関係で、唾液検査については、歯周治療とともに述べられることが多いのですが、研究中の部分もまだあり、これは今後のさらなる発展が期待されています。〔図表73〕に代表的な唾液検査キットをあげておきます。各医院の目的にあったものを使っていけばいいでしょう。

ここでは、一般臨床医が新たに導入していく予防歯科の中で、唾液検査をどのように位置づけ、どのように用いていくのが効果的かを解説していきます。まずは、一般臨床医と歯科衛生士のための唾液検査の意義を次にあげていくことにします。

1 唾液検査はどんなときに必要?

① カリエスリスクの評価に用いる
② 歯周病による機能喪失の予防＝QOLの維持に用いる

133

〔図表73〕　　　　　　　代表的な唾液検査キット

う蝕検査キット	CAT21 ファスト	（株）モリタ
	CAT21 テスト	（株）モリタ
	CAT21 バフ	（株）モリタ
	Checkbuf セット	（株）モリタ
	Dentocult シリーズ	（株）オーラルケア
	ミューカウント	昭和薬品化工（株）
	RDテスト	昭和薬品化工（株）
	オーラルテスターミュータンス	（株）トクヤマデンタル
	オーラルテスターバッファ	（株）トクヤマデンタル
	CRTバクテリア／CRTバッファ	白水貿易（株）
	う蝕検査	（株）ビー・エム・エル
歯周病検査キット	ペリオスクリーン「サンスター」	サンスター（株）
	サリバスター潜血用	昭和薬品化工（株）
	歯周病細菌検査	（株）ビー・エム・エル
う蝕＋歯周病検査キット	歯の健康検査	（株）ビー・エム・エル

③患者さんのモチベーション向上のために用いる

④インプラント患者さんの術前検査として用いる

というのが、大きな目的になります。①はう蝕予防、②〜④は歯周病予防の観点から有効です。

まず大切なことは、自分の医院の診療スタイルの中で、どのような患者さんに唾液検査をするのかを明確にすることです。唾液検査は〝検査〟ですから、検査をする目的があります。これを明確にしないと効果が低くなります。

前述の唾液検査の意義の中から、自分の医院で対象としたい、つまり予防したい患者さんのタイプを

第4章　予防歯科にはこんなオプションがある

〔図表74〕　う蝕活動性試験セット

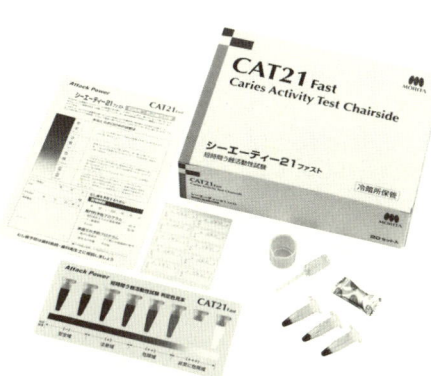

CAT21Fast　株式会社モリタ

ハッキリさせることです。たとえば、小児のカリエスの発症を抑えたいのであれば、①になりますし、歯周治療に力を入れたいのであれば②になります。

繰り返しますが、「何のために唾液検査を行い、その結果をどう活かすか」を明確にしてから唾液検査を行うことが大事なのです。ただし、唾液検査の禁忌症となる患者さんもいます。

● 自分の口腔内にまったく関心がない患者さん
● 応急処置のみを希望しており、モチベーションの向上も望めないような患者さん

こうした方は禁忌症です。当然ですが、う蝕や歯周病が細菌による感染症だということを説明しても、理解しようとしない患者さんには、唾液検査を行ってもあまり効果が出ません。一般臨床医として、不要なトラブルを避けるためにも、これらの点を頭に入れておく必要があります。

(1) カリエスリスクの評価に用いる

う蝕病原性細菌であるストレプトコッカス・ミュータンスとストレプトコッカス・ソ

135

ブリヌスは、う蝕のリスクファクターであることがすでに明らかになっております。

う蝕の発生には、これら細菌因子のほかに、砂糖などの基質因子、歯・唾液などの生体因子がそれぞれ関係していきます。そのため、これらの3つの因子のそれぞれのリスクを判別して、対応していくことが必要になってきます。

唾液検査により、主にストレプトコッカス・ミュータンスの菌数、唾液中の総レンサ球菌数、そして総レンサ球菌数に占めるストレプトコッカス・ミュータンス菌数の割合などが数値化されます。

そして、歯肉の状態、プラークの付着状況、唾液のpHと緩衝能、DMFT指数などの口腔内の因子と、ブラッシングの習慣、食事のリズム、間食の習慣などの生活習慣の因子を含めて、総合的にカリエスリスクの判定を行っていきます。う蝕病原性細菌数が数値化され、他の因子とともにグラフ化なども可能なので、患者さんへの説得力が増します。

また、患者さんごとのオーダーメイドのう蝕の予防プログラム作成にあたって、明確な根拠にもなり得ます。

たとえば、総レンサ球菌数に占めるストレプトコッカス・ミュータンスの菌数の割合が正常値よりも高いようであれば、PMTCによる歯面を覆うバイオフィルムの徹底的な除去と、3DS（151ページ）による浮遊細菌の除菌が必要になるなど、有効な判断材料になります。

第4章　予防歯科にはこんなオプションがある

(2) 歯周病による機能喪失の予防＝QOLの維持に用いる

患者さんが歯科医院を訪れる際には、何らかの主訴をもって来院します。痛みや歯牙欠損、歯肉からの出血、口臭や口腔内の不快感などさまざまです。近年では、純粋な予防処置（ケア）のために来院する患者さんも増えてきましたが、依然として何らかの問題をもって来院する患者さんが圧倒的です。

一般の臨床医のレベルで考えると、ほとんどの場合、なしえる予防は2次予防と3次予防になります。ちなみに、1次予防・2次予防・3次予防は次のような区分けと考えてください。

- **1次予防**：健康増進、TBI、フッ化物の応用、砂糖等摂取制限など
- **2次予防**：早期発見、早期治療、リスクの除去
- **3次予防**：機能喪失の予防、リハビリテーション

将来的には、1次予防の割合が高くなるでしょうが、日本の現状では、まだまだ1次予防（う蝕や歯周病の発症を予防する）のウエイトは小さく、2次予防と3次予防が中心になっています。

う蝕の場合、患者さんの口腔内を視診およびX線検査し、生活習慣や食生活に対する綿密な問診を行えば、ある程度のリスク判断は可能です。しかし、歯周病は典型的な多因子性の疾患であるために、従来行われてきた検査（ポケットの深さ、BOP、アタッチメン

137

トレベル、歯牙の動揺度)では、歯周病の病態を把握することはできても、活動度およびそのリスクを評価することは難しかったのです。

歯周病は、ホスト(宿主＝ヒト)とパラサイト(細菌)の関係に成り立つ細菌感染症であり、歯周病の病原細菌がほとんど特定され、それらの役割についても解明されつつあります。歯周病の活動度およびそのリスクを把握するために、唾液検査で唾液中の歯周病原性細菌を定性・定量測定することは、きわめて有用であると考えられます。

患者さんが歯科医院を訪れた際に、まず唾液検査を行い、その結果から早期発見・早期治療の2次予防を行っていきます。もちろん、唾液検査は患者さんのモチベーションの向上にも役立ちます。

ただし、歯周治療により症状が安定した後も、メインテナンスや定期的な検診を怠れば、再発から悪化へ、最悪の場合、歯の喪失という事態になり得ます。ですから、メインテナンスに移行するときには、この歯の喪失、つまりは機能の喪失を防ぐ3次予防を考えていく必要があります。そのため、一連の歯周治療が完了した段階で、メインテナンス移行前に再び、唾液検査を行います。

このように、歯周治療中の歯周病原性細菌を定性・定量して、3次予防に役立てていくのです。

ある研究によると、歯周治療が完了し、メインテナンス期間中に口腔内の歯周病原細菌、

138

とくにポリフィロモナス・ジンジバリスが増えると、歯周病が再び進行しやすくなるというデータもあるので、この唾液検査によって、歯周病原細菌を定性・定量することは有効だといえます。

(3) 患者さんのモチベーション向上のために用いる

日常臨床の中で頻繁に用いている検査で、数値で結果が表されるものといえば、ポケットの深さとPCR値ぐらいでしょう。

医科では多くの場合、さまざまな検査にもとづいて診断が行われていきます。血液検査・尿検査・心電図検査・エコー検査・呼吸機能検査など、いろいろな数値が結果として表現されます。これらを診断のための一つのパラメータとしているわけです。

一方、歯科の場合は前述のとおり、数値で表される検査が少ないために、時として客観性に欠けたり、説得力が乏しくなったりすることがあります。

そこで、唾液検査を用いるわけです。別の言い方をすると、唾液検査から得られる結果によって、前述のように、う蝕や歯周病のリスクを評価することができます。

これらを評価することによって、初めて対策を考えることが可能になります。従来の検査（視診、ポケットの深さ、BOP、アタッチメントレベル、歯牙の動揺度など）では、このリスクを評価するためのデータを得ることはできなかったのです。

唾液検査の場合、メーカーによって多少異なりますが、多くの場合、唾液の分泌量、緩

衝能、pH、う蝕病原性細菌であるストレプトコッカス・ミュータンスや、ラクトバチリ、歯周病原性細菌であるポルフィロモナス・ジンジバリスや、アクチノバチルス・アクチノミセテムコミタンスなどが測定可能です。

これらの細菌は数値化されて出てきます。う蝕や歯周病の発症を予防するための1次予防や、歯周病の2次予防、3次予防の際にも、客観的な数値で患者さんに説明することができますから、患者さんの口腔ケアに対するモチベーションアップに役立ちます。

また、生活習慣や食生活などの改善を促す際にも、客観的な数値を提示して患者さんに説明することで、より理解が深まります。

唾液検査を行った後は、内容を患者さんに詳しく説明することはもちろん重要ですが、それを日常生活にどう活かしていくか、口腔指導をしっかりフォローすることも、大切なことになります。

そこで、当院で唾液検査後に、患者さんにお渡ししている冊子の内容を紹介します〔146ページ資料〕。この中には、唾液検査の結果の解説と、それを日常生活にどう活かすか、その改善点などが詳しく書いてあります。

もちろん、これは患者さんごとのオーダーメイドです。唾液検査を行うたびに、担当の歯科衛生士が結果を分析し、患者さんにどのように日常生活へと役立てていくかを考案していきます。これによって、唾液検査の結果を、日常生活へ具体的にフィードバックでき

第4章　予防歯科にはこんなオプションがある

(4) インプラント患者さんの術前検査として用いる

るのです。

インプラント補綴の2大失敗原因は、感染（Peri-implantitis：インプラント周囲炎）と外傷（Occlusal overload：咬合の負担過剰）です。とくに、補綴物装着後の失敗の原因として、約9割が外傷性にあるといわれています。

早期の失敗では、感染の関与も高いと考えられています。

歯周病が補綴物装着後に悪影響を与えるか否かは、まだ完全に解明されておりませんが、いずれにせよ、重度の歯周病の患者さんにインプラントを行う際には、インプラント体埋入前に歯周治療をしっかり行い、埋入後も歯周病の再発を予防することが重要となってきます。

ですから、重度歯周病の患者さんにインプラント治療を計画する際には、ポケットの深さやBOP、アタッチメントレベルと並んで、唾液検査による歯周病原性細菌の定性・定量測定は、歯周治療の効果を判定する上で、重要なパラメータになるでしょう。

研究報告によれば、インプラント周囲炎の原因菌は、歯周病原性細菌と一致しているとのことです。術中に唾液からのコンタミネーションが起こる可能性があり、埋入後も、インプラント埋入部位の隣在歯からの感染も十分に考えられるでしょう。

唾液検査の結果から、歯周病原性細菌の割合が高いことが判明すれば、しっかりとした

〔図表75〕　唾液検査の禁忌症と検査を行う際の注意点

≪禁忌症≫
・自分の口腔内にまったく関心がない患者さん（応急処置のみを希望する患者さん）
・う蝕や歯周病は、感染症だということが理解できない患者さん

≪注意点≫
・初診時ではなく2回目以降に行う
・唾液の性状は一定ではない（状況によって異なる）
・1回ですべてがわかるわけではない（できれば経過を追っていく）
・データの数値で一喜一憂しない

歯周治療を行い、術前にインプラント周囲炎などの感染リスクを下げておくことは、きわめて重要になってくるでしょう。

2　唾液検査を行う際に注意すべきことは……

〔図表75〕は唾液検査を行う際の禁忌症と注意点です。

唾液の分泌は、患者さんの状態に大きく左右されます。人間は、緊張すると交感神経が活発になり、それに伴って唾液の分泌量は減ります。そのため、唾液検査は、初診時はなるべく避けて、患者さんが医院に慣れてくる2回目以降に行うべきです。

そして、実際の検査を行う際には、なるべく個室で患者さんを1人だけにして行うのがよいでしょう。タービンの音が聞こえていたり、隣で歯科衛生士がその様子を見ていたりすると、

第4章　予防歯科にはこんなオプションがある

患者さんは緊張して唾液の分泌量が減ってしまいます。そうすると、緩衝能などの数値も正しく得られなくなります。唾液検査は1回行っただけでは、その患者さんのむし歯や歯周病のリスクを判定することはできません。あくまで数回行い、その経過を追っていくことが重要になってきます。

【図表76】に実際の唾液検査の流れを示します。

3　検査結果を患者さんへフィードバックする大切さ

唾液検査を行うと、1週間〜10日間で【図表77】のような結果報告書が届きます。唾液検査で大切なのは、前にも述べたとおり、検査結果を患者さんにフィードバックすることです。唾液検査結果はどのような意味をもち、そこから得られた情報は何で、それを日常生活に活かすためのアドバイスをして、患者さんに実践していただくことが重要なのです。これが予防の考え方です。

結局、これをしっかり行わないと、菌が多かった、少なかった→良かった、悪かったで終わってしまい、まったく意味がなくなります。

【資料1】として、参考まで、当院で用いている唾液検査の報告書の解説である冊子を紹介します【146ページ】。

なお【図表78】は、患者さんへの説明時の注意点です。菌数が多い少ないだけではなく、

143

〔図表76〕 実際の唾液検査の流れ

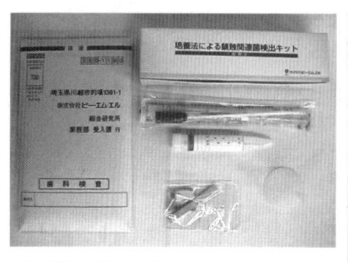

唾液検査のシステム
(㈱ビー・エム・エル)

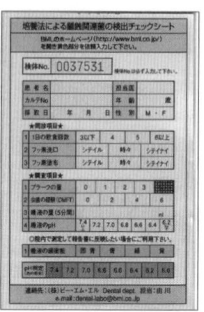

唾液検査問診票

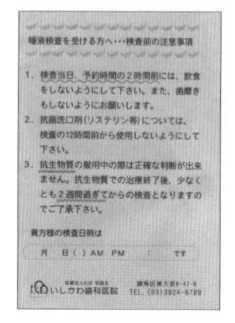

唾液検査前の注意事項(当院の例)

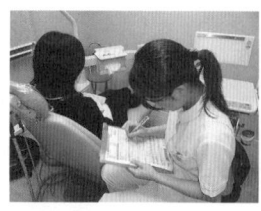

①歯科衛生士が問診を行う

②5分間の刺激時唾液の分泌量を調べる

③患者さんに5分間、ガムを噛んでもらう

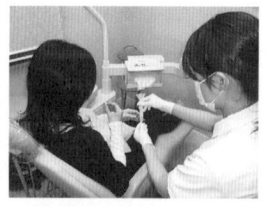

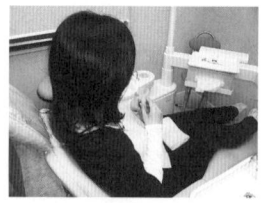

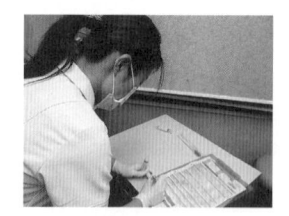

④唾液分泌量とpHを調べる

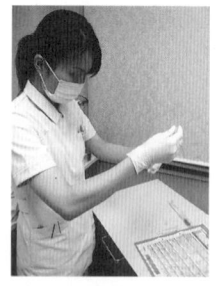

⑤ラボに提出する検体を採集する

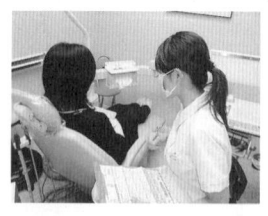

⑥患者さんに唾液分泌量とpHについて説明する

144

第4章　予防歯科にはこんなオプションがある

〔図表77〕唾液検査の結果報告書

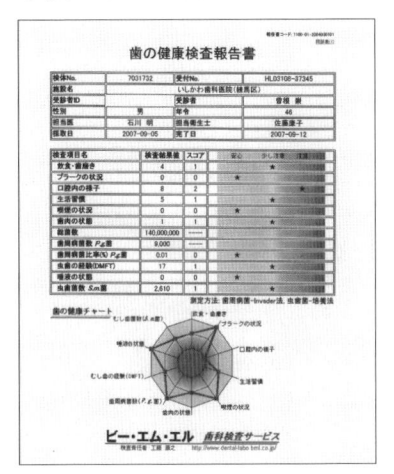

〔図表78〕　患者さんへの説明時の注意点

・菌数の増減で一喜一憂しない
　（あくまで目安と考える）
・菌数の変化は、ケタ数が異なっ
　てはじめて変化とみなされる
　　○　25,000 → 7,000
　　×　 3,600 → 2,100
・結果から得られたことを、日常
　にどのように活かすかを重点的
　に説明する

さまざまな因子のうち、どの因子がリスクとなっているのかを検査結果を根拠にして明確にすることです。

また、唾液検査の場合、PCR法やインベーダー法を用いて菌数を測定し、対数をとっているため、菌数の変化もケタ数が変わってはじめて変化とみなされます。患者さんへ説明するときにも、このことを念頭においておく必要があります。

145

<資料> ──── 歯の健康検査報告書の解説見本（1） ────

②歯の健康検査報告書の概要

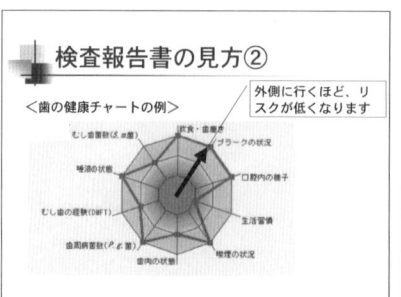

この報告書の解説の中には、検査結果から判明した歯周病とむし歯への予防法が満載です

- 「検査報告書の見方」でどのように報告書から情報を読み出すかを知ります
- 次に、その中の項目についての臨床的な意義と対処法を解説しています
- 歯周病やむし歯になぜなってしまうのか、その原因を解説してあります
- 歯周病と全身疾患・メタボリックシンドロームの関わりについての最新のトピックを紹介しています

①歯の健康検査報告書の表紙

■■■■様の
歯の健康検査報告書の解説

いしかわ歯科医院
歯科衛生士 佐藤 康子

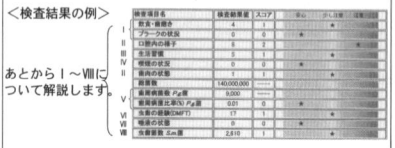

④検査報告書の見方（2）

検査報告書の見方②

＜歯の健康チャートの例＞

外側に行くほど、リスクが低くなります

③検査報告書の見方（1）

検査報告書の見方①

歯周病の原因となる3つの因子（歯周病原細菌、環境、患者さん側の要因）の中から代表的なものを取り上げて安心、少し注意、注意の3段階で評価しています。

＜検査結果の例＞

あとからⅠ～Ⅷについて解説します。

⑥「プラークの状況」の臨床的意義

プラークの状況

歯の表面についているプラークを、実際にお口の中を診て、3段階で評価しています。

（0）プラークの付着が認められない
（1）歯面に付着しているプラークが肉眼で認められる
（2）多量のプラークが認められる

（「プラークの状況」の臨床的意義）
プラークが歯に多く付着していると、それだけむし歯や歯周病になるリスクが高くなります。歯磨きなどによるプラークコントロール（プラークをとること）が予防の基本になります。

⑤飲食・歯磨きの臨床的意義

Ⅰ．飲食・歯磨き／プラークの状況

（「飲食・歯磨き」の臨床的意義）
飲食後に適切な歯磨きを行わないと、お口の中に残った食べ物のかす（特に糖分）を栄養源としてむし歯の原因菌（$S.m.$菌、Ⅷ参照）が増殖してプラーク（細菌のかたまり）を作ります。1日の飲食回数が多いほど、プラークが歯の表面に付きやすくなるので、規則正しい食事と毎食後の歯磨きが重要になります。自分ではしっかり磨いているつもりでも、実際には磨き残しがある場合も多いものです。ぜひ一度、歯科医師や歯科衛生士の指導を受けて、正しい歯磨き方法を身につけましょう。

第４章　予防歯科にはこんなオプションがある

＜資料＞　歯の健康検査報告書の解説見本（2）

歯周病について

歯周病は、う蝕（むし歯）とともに歯科の２大疾患といわれています。現在は、科学的にその原因と病態が解明され、歯ぐきへの歯周病原細菌の感染により炎症が発生します。その炎症が歯ぐきに広がっていくと、歯周ポケットと言われる歯と歯ぐきの境目に深い溝が生じ、しまいには歯を支えている骨まで破壊してしまいます。そのため、歯周病は、歯を失う最大の原因となっています。
また、平成12年3月に当時の厚生省が定めた「健康日本２１」の中で、歯周病は生活習慣病の１つと定義され、メタボリックシンドロームの一つの要因として取り上げられました。次頁にあげるように、近年では歯周病と全身疾患の関わりが分かってきています。

⑧歯周病の病態の解説

対処法

- ■様は、「(0) プラークの付着が認められない」でした
- とてもよく磨いています。
- プラークは、自分の眼で確認するのが難しいものです。染め出し剤を用いて、プラークを赤染めすると、自分の磨きにくい部分が一目瞭然です。正しいブラッシング方法で、お口の中をきれいに保つ様に心掛けましょう。

⑦Ⅰ（⑥）についての対処法

歯周病と全身疾患の関わり

早産・低体重児出産、心血管系疾患、糖尿病、メタボリックシンドローム、骨そしょう症、呼吸器系疾患　←　歯周病

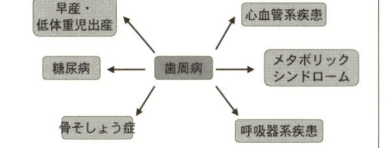

☆歯周病とこれらの全身疾患が関係しているというエビデンス（科学的根拠）が証明されてきています。

⑩歯周病と全身疾患の関わりについての説明

歯周病になぜかかるのか

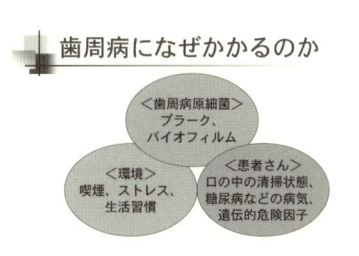

＜歯周病原細菌＞プラーク、バイオフィルム
＜環境＞喫煙、ストレス、生活習慣
＜患者さん＞口の中の清掃状態、糖尿病などの病気、遺伝的危険因子

これら３つの要因が組み合わさって、歯周病が発病します。

⑨歯周病の原因の解説

Ⅱ-1

① 歯がぐらぐらする
② 歯ぐきを押すと血や膿が出る
③ 歯ぐきがむず痒く、歯が浮いた感じがする
④ 歯ぐきがはれて、ぶよぶよすることがある。
⑤ 硬いものが噛みにくい
⑥ 口の中が乾く感じがする
⑦ 口臭がある

この中で、当てはまる項目の数が
　１～２項目：歯肉炎か軽度の歯周炎
　３～５項目：中程度の歯周炎
　６項目以上：重度の歯周炎
　　　　　　　　　の可能性があります。

⑫歯周病の進行具合

Ⅱ．口腔内の様子

（「口腔内の様子」の臨床的意義）
歯周病はむし歯と違ってあまり痛みがありません。自覚症状が出にくいために、そのまま放置してしまうことが多くなります。しかし、気が付いたときにはかなり症状が進行して治療期間が長期間にわたったり、最悪の場合、歯を失ってしまうケースなどにもなりかねません。
自覚症状がなくても、半年に１回は歯科医師、歯科衛生士のチェックを受け、歯石を取ってもらいましょう。

⑪「口腔内の様子」の臨床的意義

<資料> ─────歯の健康検査報告書の解説見本 (3)─────

II-2. 歯肉の状態

歯肉の腫れぐあいを実際にお口の中を診て、3段階で評価しています。

- （0）臨床的に正常な歯肉である
- （1）軽度・中程度の炎症、歯肉に色調変化がある
- （2）高度の炎症、著しい発赤、浮腫があり、自然出血、潰瘍形成がある

（「歯肉の状態」の臨床的意義）
歯肉の状態を評価することは、歯周病にかかっていないかの確認や予防を考える上で、重要な要素になっています。

⑭「歯肉の状態」の臨床的意義

対処法

- ①～⑦がすべて当てはまりました
- 現在は歯周病の治療も一通り終了していますが、以前に比べて歯ぐきの状態はだいぶ改善されています。ただし、まだ歯周ポケットの深いところがありますので、後戻りをしないようにするためにもご自身でのブラッシングと定期的なプロによるクリーニングが大切です。

⑬II-1(⑫)についての対処法

III. 生活習慣

（「生活習慣」の臨床的意義）
歯周病は、歯と歯ぐきだけの病気ではありません。私たちの生活習慣とが深く関わっているのです。つまり、歯周病は前にも述べたように糖尿病や高血圧などと同様の生活習慣病です。そのため、日ごろの生活習慣が歯周病と大きく関係しています。また、ストレスが歯周病を悪化させることも明らかになってきました。ストレスにより体の免疫機能（抵抗力）が低下し、歯周病原菌が歯ぐきへ感染しやすくなるのです。

⑯「生活習慣」の臨床的意義

対処法

- ■■■様は、「（1）軽度・中程度の炎症、歯肉に色調変化がある」でした。
- ご自身でのブラッシングをしっかりしておられるので、現在は赤くはれたところは見られず、引き締まったよい歯ぐきになりました。この状態を維持していくためには、ご自身の意識の継続が必要です。大変だと思いますが、一緒にがんばっていきましょう！歯ぐきが赤くなったりしていないか、鏡でチェックしてみるのもよいですよ。

⑮II-2(⑭)についての対処法

IV. 喫煙の状況

（「喫煙の状況」の臨床的意義）
日本の成人喫煙率は、男性43.3%、女性10.2%です。この数字は、他の先進国と比べて高い値になっています（特に男性の喫煙率）。喫煙の習慣は健康にとって有害であり、心疾患、脳血管疾患、糖尿病、癌などの危険因子になることが明らかになっています。また、歯周病とも深い関連があり、歯周病の発症や進行、治療効果の低下に大きく関与することが報告されています。特に喫煙者の場合、治療後の歯ぐきの治癒が非喫煙者に比べて遅いことが明らかになっています。

⑱「喫煙の状況」の臨床的意義

対処法

- 生活習慣は歯周病とも深く関わっています。睡眠時間を十分にとって、運動を行う機会を作るようにしましょう。ストレスを感じたときは、早めに自分に合ったストレス解消を行いましょう。

⑰III(⑯)についての対処法

第4章 予防歯科にはこんなオプションがある

＜資料＞ ──────歯の健康検査報告書の解説見本（4）──────

対処法

- 特に問題ありません。
- 喫煙による歯ぐきに対しての悪影響は大きいと言われています。ご自身の身体の為にも、今後もたばこを吸わないことをお奨めします。

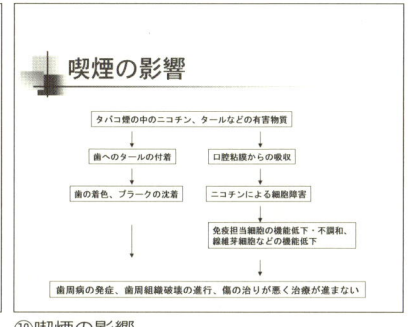

⑳ Ⅳ（⑱）についての対処法

喫煙の影響

```
タバコ煙の中のニコチン、タールなどの有害物質
    ↓                    ↓
歯へのタールの付着    口腔粘膜からの吸収
    ↓                    ↓
歯の着色、プラークの沈着   ニコチンによる細胞障害
                         ↓
              免疫担当細胞の機能低下・不調和、
              線維芽細胞などの機能低下
    ↓                    ↓
歯周病の発症、歯周組織破壊の進行、傷の治りが悪く治療が進まない
```

⑲ 喫煙の影響

状態＆対処法

- 歯周治療を行った後ということもあり、現在は歯周病菌（P.g.菌）数は問題ありません。歯周病菌（P.g.菌）は、ブラッシングで清掃するのが、困難な歯周ポケット内に多く存在し、日々増えていきます。そのため、歯石除去やブラッシングにより、一時的に改善しても数ヶ月で後戻りをしてしまうことが、多くあります。■■様の場合も3mm以上のポケットがありますので、日々のブラッシングで落とすことのできないポケット内のプラークを歯科医院で定期的にクリーニングする必要があります。PMTCや3DSでケアしていきましょう！

㉒ Ⅴ（㉑）についての対処法

Ⅴ．歯周病菌数 *P.g.*菌／歯周病菌比率 *P.g.*菌

（「歯周病菌数 *P.g.*菌／歯周病菌比率 *P.g.*菌」の臨床的意義）
歯周病発症の原因は細菌性プラークといって、歯の表面についている細菌やその他の微生物の塊です。歯周病原菌は現在知られているだけでも20種類近くあり、その中で代表的なものが、*P.g.*菌です。今回の検査は、唾液中の *P.g.*菌を Invader 法（インベーダー法）という測定法で調べ、その数とお口の中の全体の細菌に対する比率を検査しました。*P.g.*菌が多いとそれだけ歯周病のリスクが高くなります。

㉑ *P.g.*菌の臨床的意義

対処法

- 現在は、虫歯の治療が必要な部分はありません
- この状態を保っていきましょう！

㉔ Ⅵ（㉓）についての対処法

Ⅵ．むし歯の経験（DMFT）

（「むし歯の経験（DMFT）の臨床的意義」）
DMFTは永久歯のむし歯の経験の程度を示します。
D歯：むし歯で穴があいた歯の数
M歯：むし歯が原因で失った歯の数
F歯：むし歯で治療した歯の数
　　　　　　　　　　　　　　　の合計数字です。
2007年の12歳児のDMFTは1.63にまで下がりました（他の主な国の12歳児のDMFTをあげると、イギリス・2003年0.8、フィンランド・2003年1.2、ドイツ・2005年0.7、アメリカ・2004年1.3）。日本もようやく他の先進国に追いついてきた感がありますが、20代以上では依然として高い値なのが、今後の課題です。

㉓ DMFT の臨床的意義

＜資料＞ ―― 歯の健康検査報告書の解説見本（5）――

Ⅶ-2. 唾液の状態（pH）

（「唾液のpH」の臨床的意義）
むし歯の原因菌（S.m.菌）が糖を分解したときに作った酸が歯を溶かしむし歯になります。お口の中に食べ物（特に糖類）がある時間が長いと唾液は酸性（pHの値が小さくなる）に傾いてしまいます。
唾液のpHが5.5以下（酸性に傾いた状態）になると歯のエナメル質が溶けはじめ、むし歯になってしまうのです。
唾液は、酸性に傾いたpHを元に戻す（中性に戻す）緩衝作用というのがあります。今回は、唾液のpHから緩衝作用を調べました。

次頁に唾液の働きを詳しく解説します。

㉖唾液のpHの臨床的意義

Ⅶ-1. 唾液の状態（量）

（「唾液の状態」の臨床的意義）
ガムを5分間噛んで分泌される唾液の量（ml）を測定しています。5分間で分泌される唾液の量から以下のように判定します。
　5ml以上；正常
　3.5～5ml；少ない
　3.5ml以下；非常に少ない

唾液の量が減ると歯周病とむし歯のリスクが高くなります。唾液の量が減る原因としては、加齢、薬の副作用、ストレス、口呼吸、シェーグレン症候群や口腔乾燥症などの病気があげられます。

㉕唾液の量の臨床的意義

対処法

- 唾液量は10 mlなので問題ありません
- pHは7.0で、特に問題ありません

㉘Ⅶ-1.-2（㉕、㉖）についての対処法

唾液の働き

- 希釈洗浄作用；口の中の細菌を希釈して洗浄する
- 抗菌、免疫作用；抗菌物質や免疫グロブリンにて細菌の発育を抑える
- 歯の保護作用；歯を保護する薄い膜をつくる
- 歯の再石灰化；歯の再石灰化を促す
- 緩衝作用；酸性に傾いたpHを中性に戻し、歯が溶けるのを防ぐ

㉗唾液の働きについての解説

対処法

- S.m.菌は、虫歯の発生に強く関係している菌です。お口の中の総菌数に占めるSm菌の割合が多いほど、虫歯になるリスクが高いと言えます。
- 菌数が1000未満でローリスクとされていますが、■■様の場合は、2610ですので少し注意が必要です。S.m.菌を減少させるには、プラークコントロールが重要です。
- 正しいブラッシングで、きれいな口腔内を保ちましょう！また、御自身だけでのブラッシングには限界があります。プロフェッショナルクリーニング（PMTC）さらには、3DSによる除菌の方法もありますので、試してみられるとよいでしょう！また、フッ素塗布やキシリトールの使用もおすすめです。

㉚Ⅷ（㉙）についての対処法

Ⅷ. むし歯菌数 S.m.菌

（「むし歯菌数 S.m.菌」の臨床的意義）
虫歯の原因菌は1種類ではありませんが、特にS.m.菌（以下、ミュータンス菌）は虫歯の発生に非常に深く関係しています。お口の中のミュータンス菌の割合が高いほど、虫歯の危険度が高いと考えられています。甘いもの（糖）の摂取量に注意し、食べた後はブラッシングをこころがけてください。フッ素入りの歯磨き粉も効果的です。キシリトールやリカルデントもおすすめです。
また歯科医院で、PMTCなどのプロによるクリーニングを定期的に受け、3DSも併用して除菌を行っていくのも効果的です。

㉙S.m.菌の臨床的意義

150

3 3DSはPMTCとのコンビネーションが必須

歯科薬物送達システム（dental drug delivery system）、いわゆる3DSは、ドラックリテーナーと消毒薬剤を用いて、歯面や歯周組織のマイクロコロニー中の細菌や浮遊細菌の除菌を目的とした療法です。基本的にオフィスケアとホームケアを組み合わせて行います。

PMTCにより、機械的にバイオフィルムを破壊すると、その周囲には浮遊細菌が残ります。それを3DSで除菌するのです。浮遊細菌をそのままにしておくと、バイオフィルムの再形成の原因となってしまうからです。

"3DSは万能"と考えている歯科医師や歯科衛生士がおりますが、これは誤解です。3DSはあくまで、歯面と歯肉辺縁のプラーク中の細菌と浮遊細菌にのみ効果があり、6mmを超える歯周ポケット内の細菌には、まったくといっていいほど効果がありません。また、歯面のバイオフィルムには、薬剤感受性の高い浮遊細菌の状態にしてから、除菌を行うことで大きな効果が得られます。

歯面上のバイオフィルムは、PMTCによって機械的に除去する以外に方法はないの

〔図表79〕　　　　　ＰＭＴＣと３ＤＳの効果の違い

	バイオフィルム	マイクロコロニー・浮遊細菌
ＰＭＴＣ	効　果　的	非効果的
３ＤＳ	非効果的	効　果　的

〔図表79〕にPMTCと3DSのバイオフィルムとマイクロコロニー・浮遊細菌への効果を示していますが、PMTCと3DSは相互に補完する関係といえます。

3DSは、PMTC後に行います。PMTC→オフィスケア（診療室）での除菌→ホームケアでの除菌を一つのサイクルとします。オフィスケアは、PMTC直後に行うと効果的です。また、ホームケアは、1日1回5分間を1週間～10日間続けます。

使用薬剤は、オフィスケアではイソジンゲル（10％ポピドンヨード）、ホームケアではコンクールFジェルコート（0・05％塩酸クロルヘキシジン）を用います。10％ポピドンヨードは医薬品であり、診療所内でしか用いることができませんので要注意です。それらを、あらかじめ技工サイドで作製したドラックリテーナー内に注入して、口腔内へ装着します。

〔図表80〕に唾液検査やPMTC、3DSの一連のおおまかな流れを示します。1回目の唾液検査を行った後にリスクを評価し、PMTCを行います。このとき、PMTC後に3DSのオフィスケアも行います。理由は前述のとおりです。ホームケアを行った後に約2ヵ月近くあけて、もう一度唾液検査を行い再評価していきます。

152

第4章　予防歯科にはこんなオプションがある

〔図表80〕　　　　　ＰＭＴＣと３ＤＳの実施の流れ

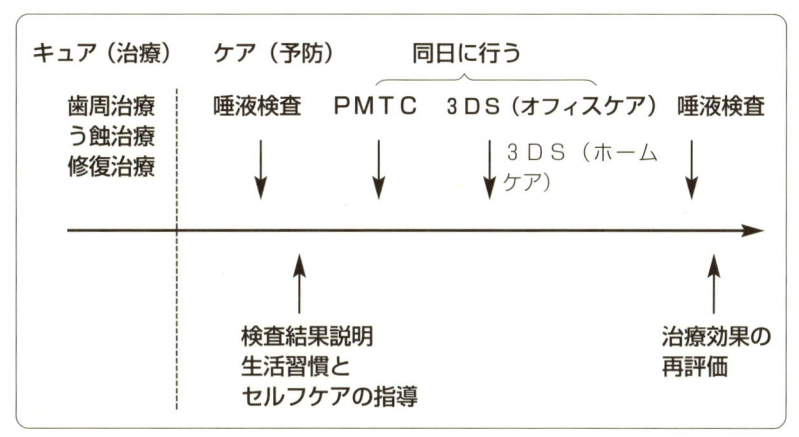

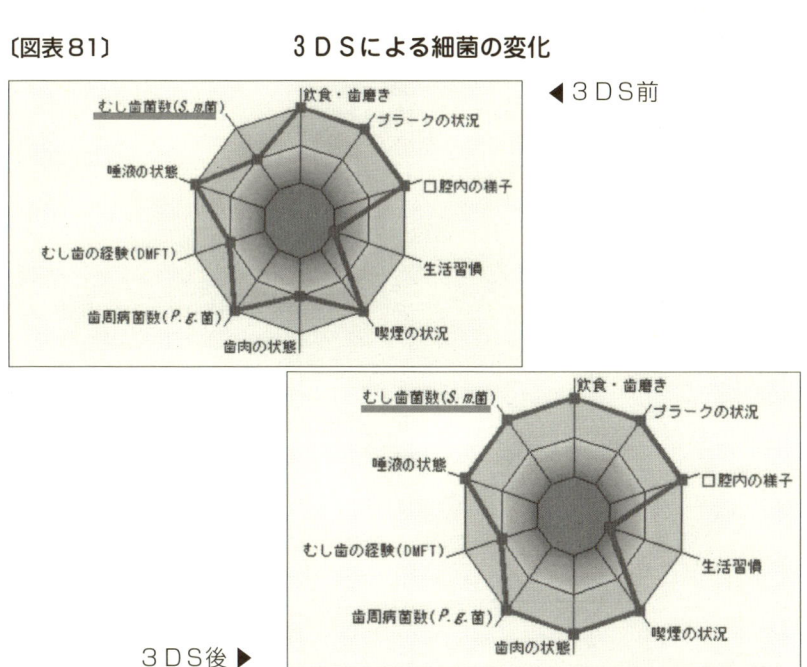

キュア（治療）	ケア（予防）	同日に行う	
歯周治療 う蝕治療 修復治療	唾液検査	ＰＭＴＣ　３ＤＳ（オフィスケア）	唾液検査

↓　　　　　↓　　　　　↓ ３ＤＳ（ホームケア）　　　↓

↑　　　　　　　　　　　　　　　　↑
検査結果説明　　　　　　　　　治療効果の
生活習慣と　　　　　　　　　　再評価
セルフケアの指導

〔図表81〕　　　　　３ＤＳによる細菌の変化

◀３ＤＳ前

- むし歯菌数（S. m.菌）
- 飲食・歯磨き
- プラークの状況
- 唾液の状態
- 口腔内の様子
- むし歯の経験（DMFT）
- 生活習慣
- 歯周病菌数（P. g.菌）
- 喫煙の状況
- 歯肉の状態

３ＤＳ後▶

- むし歯菌数（S. m.菌）
- 飲食・歯磨き
- プラークの状況
- 唾液の状態
- 口腔内の様子
- むし歯の経験（DMFT）
- 生活習慣
- 歯周病菌数（P. g.菌）
- 喫煙の状況
- 歯肉の状態

4 う蝕予防にはフッ素が効果的！

フッ素は、ご存知のとおりう蝕予防に効果的です。この機序は、大きく分けると、歯とう蝕病原性細菌へのそれぞれの作用によります。

歯への作用は、フルオロアパタイトの生成、結晶性の向上、再石灰化の促進による歯質の強化と耐酸性の向上によるものです。

もうひとつの作用としては、う蝕病原性細菌そのものや酵素作用を低下させ、酸産生作用を低下させることがあげられます。

このようにして、フッ素は歯とう蝕病原性細菌へそれぞれ作用することで、カリエス予防効果を発揮します。

歯科医院で歯面へのフッ素塗布を行う場合、大きく分けると綿球による綿球塗布法と、マウスピース型のスポンジマウスピース法の二つがあります。それぞれフッ素を塗布する前に歯面清掃を行いますが、これが重要となります。

一部の考えでは、フッ素塗布前の歯面清掃の有無は、予防効果に影響を及ぼさないといわれていますが、筆者らは歯面清掃による、歯面上のバイオフィルム除去が有効と考えて

第4章　予防歯科にはこんなオプションがある

〔図表82〕　　フッ素のはたらきを解説した資料

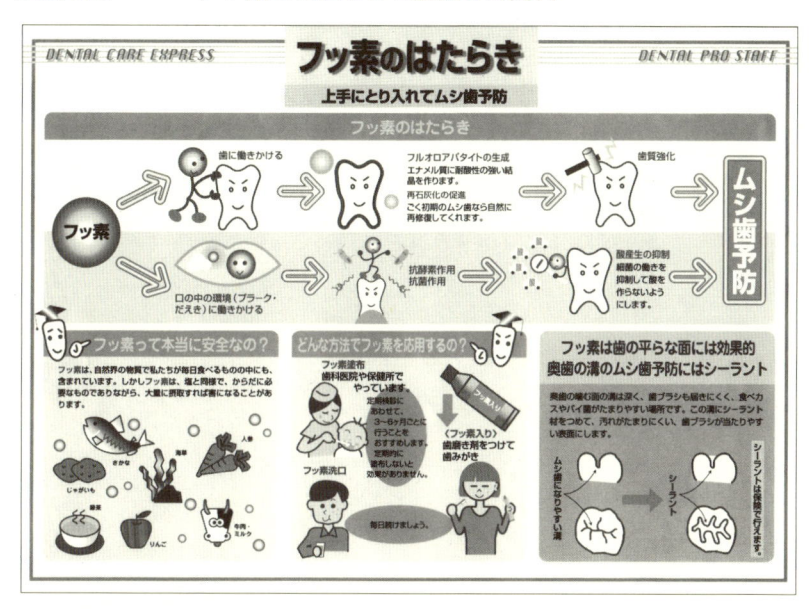

フッ素塗布時にお渡ししているものです。

います。バイオフィルムが残存していると、歯面へのフッ素の取り込みが阻害されると考えられるからです。

また、フッ素塗布後は、患者さんおよび保護者に対して、フッ素のう蝕予防作用などを、〔図表82〕など、わかりやすく解説した資料を用いて説明していくことが重要です。

これは、とくに保護者に正しい知識を知ってもらい、口腔内への関心を高めてもらうためのものです。

5 2次予防・3次予防から1次予防へ——小児への取り組み

本書のテーマは、一般臨床医が日常臨床の中に予防歯科を取り入れていくための方法を解説することです。つまり、修復歯科を併用しながら、患者さんのQOLの向上、う蝕や歯周病の再発の防止、咬合崩壊の防止など、どちらかというと2次予防・3次予防に主眼をおいたものとなっています。しかし将来的には、日本も欧米のように、う蝕の発生そのものを予防（1次予防）し、バージンティースを生涯にわたって保護していく、北欧型の予防歯科に徐々に移行していくと考えられます。

当院では、それに対応していくために、まず3歳から15歳の小児を対象として、う蝕や歯肉炎の発生そのものを予防していくプログラムを策定しました。これは、保護者の賛同を得られた小児の患者さんが会員となり、定期的な予防処置を行っていくものです（図表83）。その大まかな流れは次のとおりです。

① 担当歯科医師が、保護者に内容を十分説明して同意を得る
② 保護者に予防歯科プログラムへ入会してもらう
③ 歯科医師による口腔内検査を行う（う蝕の有無や歯肉の状態、咬合、習癖など）

第4章　予防歯科にはこんなオプションがある

〔図表83〕予防プログラム会員に渡す手帳（上・中）患者さん説明用のパンフレット（下）

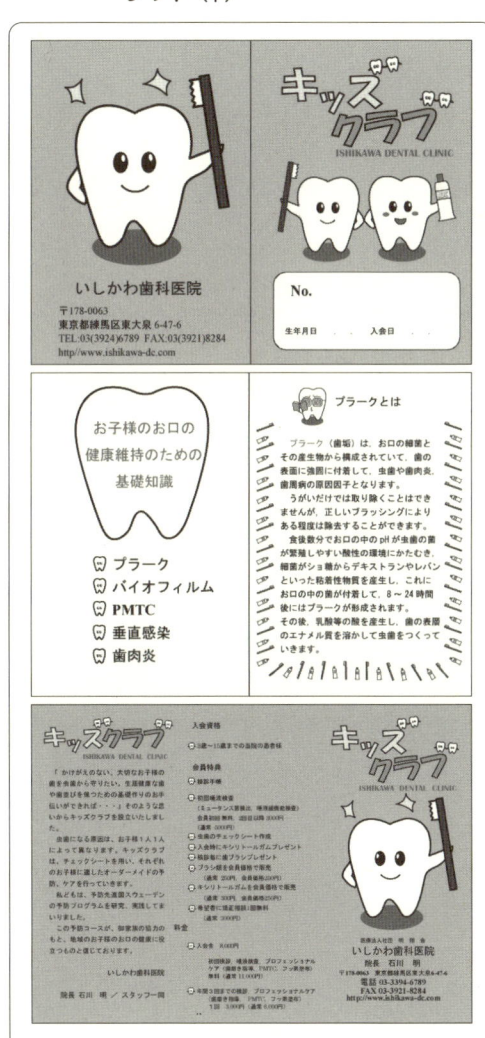

④ 唾液検査（唾液の緩衝能、ストレプトコッカス・ミュータンスの菌数）によってリスクを判定する
⑤ 歯科衛生士が口腔衛生指導（生活習慣指導を含む）
⑥ 歯科衛生士がPMTCを行う
⑦ フッ素塗布を行う
⑧ 定期的なPMTCとフッ素塗布を行う（年に4回）

157

思春期から成人にかけて急増するカリエス

　2章のはじめに述べたように、日本の12歳児のDMFT指数が1999年に2.4と、初めて3.0を下回り、2005年には1.7、2007年にはついに1.63にまで下がりました（文部科学省平成19年度学校保健統計調査速報より）。

　12歳児の段階では、欧米諸国とほとんど肩を並べるまでカリエスは減少しましたが、それ以降の中学高校で、日本ではカリエスが急増します。これは、日常臨床の中で多くの歯科医師や歯科衛生士が感じていることでしょう。

　これには、思春期特有の生活習慣の変化が関係していると思われます。つまり、受験や友人関係などの影響で、深夜の飲食、ブラッシング回数の減少、不規則な生活などが原因と考えられます。

　とくに、中学3年生あたりから保護者の管理を離れ（保護者のいうことをあまり聞かなくなる）、初期のカリエスなどがあっても放置したままで、悪化させてしまうことも多々あります。

　これは、10代に限ったことではなく、20～30代でもよくみられる傾向です。大学生・社会人とも、検診でう蝕や歯石の付着、歯肉からの出血を指摘されても、そのまま放置してしまい、なかなか歯科医院を受診しません。

　これらの問題には、行政レベル・学校レベル・社会レベル・歯科医院レベルなど、多方面からのアプローチが必要になってくるでしょう。歯科医院レベルでは、口腔衛生管理の重要性、口腔内の各疾患（う蝕・歯周疾患ほか）について、正しい知識の啓蒙などを通して、常に情報発信をしていくことが重要です。

　いずれにせよ、思春期から成人にかけてのカリエス対策は、これからの重要なテーマといえます。

第5章 予防処置としてのインプラントとインプラント補綴後のメインテナンス

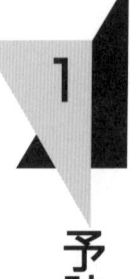

1 予防処置としてのインプラント——口腔機能を保護する

1952年、スウェーデンの整形外科医ペル・イングヴァール・ブローネマルク博士が、非常に軽量な金属である純チタンが骨の組織と結合するという発見をしてから、インプラントはイエテボリ大学で臨床へと実用化され、オッセオインテグレーテッド・インプラントとして世界中に広がりました。

最初は、下顎の無歯顎症例から始まり、部分欠損、少数歯欠損、そして1歯欠損へと適応範囲が広がり、現在に至っています。今や、インプラント外科学・補綴学は、予防歯科と並んで現代の歯科界のトレンドであり、学会や研修会、学術誌・商業誌などをにぎわせています。

インプラントは、無歯顎から始まった経緯から、最初は多数歯の欠損を補綴し、咬合を回復することが主目的でした。しかし、少数歯欠損へ次第に応用されはじめ、それに伴って多くのエビデンスが確立されてきました。

そして現在、隣在歯の保護と少数歯欠損から始まる咬合の崩壊の防止という予防的な処置としても、インプラント補綴は大いに有効であると筆者らは考えています。

160

第5章　予防処置としてのインプラントとインプラント補綴後のメインテナンス

〔図表84〕インプラント症例＆レントゲン

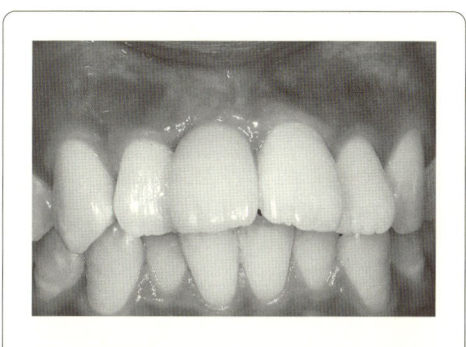

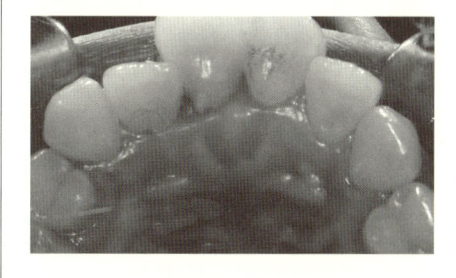

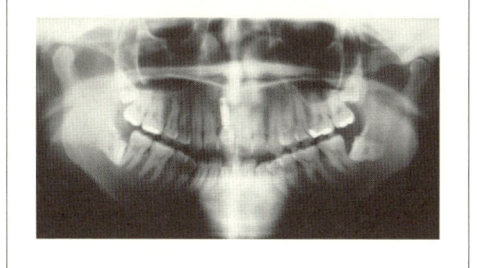

従来の少数歯欠損補綴の代表的なものは、ブリッジによる補綴でした。しかし、ブリッジには、次にあげるようないくつかの欠点があります。
・耐久性としては、約10年といわれている
・支台歯の歯根破折や根尖病巣の発生のリスクがある
・支台歯の喪失は10年で8〜12％、15年で30％といわれている

161

ブリッジのトラブルとして、支台歯を喪失した場合、新たな支台歯を追加していくことになります。この繰り返しで、次第に欠損歯が多くなり、口腔機能のバランスが徐々に崩れていくことが多いのです。この点については、多くの臨床医が経験してきたことでしょう。

少数歯欠損に対して、それ以上の欠損の増大を防ぐため、インプラントを適応することは重要な選択肢になります。これは、残存する歯牙を守り、ひいては口腔機能を保護するという、予防的な考え方といえます。

また、片側性臼歯部欠損から咬合の崩壊が始まっていくことはよく知られていますが、インプラントを応用することにより、これをくいとめることも可能になりました。

以前のように、単に欠損部をインプラントにより補綴するという考えのみでなく、健全な歯を保護する、咬合の崩壊を防ぐという予防的な考えでインプラント補綴を行う、またそれを患者さんにお伝えするということが、一般GPに今後求められるのではないかと思います。

162

第5章　予防処置としてのインプラントとインプラント補綴後のメインテナンス

2 インプラント補綴後のメインテナンス方法

1 メインテナンスは3つの方法からなる

インプラント体周囲では、インプラントと周囲組織の構造が、天然歯の場合と異なるために〔図表85〕、周囲組織の評価基準、術後のメインテナンス法が、天然歯の場合とは当然に異なってきます。そのため、最終補綴物を装着したあとのチェック項目と、その間隔をキチンとおさえていくことが大切です。

インプラントのメインテナンスは、大きく①患者さんによるホームケア、②歯科衛生士によるオフィスケア、③歯科医師による管理、の3つに分けられます。

① 患者さんによるホームケア
・十分なプラークコントロールによって、良好な口腔内状態を維持する
・日常のブラッシングにおいて、ブラッシング補助器具を使用する（インプラント用歯ブラシ、電動歯ブラシなど）
・グルコン酸クロルヘキシジン（コンクールF）による定期的な洗口を行う

② 歯科衛生士によるオフィスケア

〔図表85〕　天然歯とインプラント体の周囲組織の違い

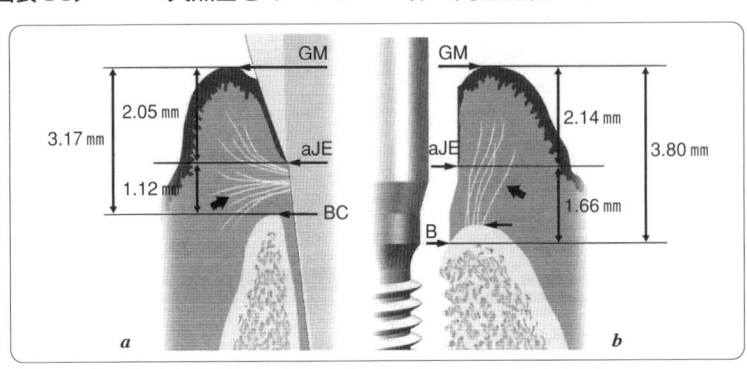

(『ザ・クインテッセンス』Vol.26 No.12／2007　207ページより)

2 スタンダードなメインテナンス期間とその流れ

① 上部構造装着から1ヵ月後

- 患者さんの装着感
- スクリューの状態
- スクリューのゆるみなどをチェックする
- 咬合状態を診査する
- X線診査を行う

③ 歯科医師による管理

- インプラント周囲炎に留意する
- PMTCを行う
  ※インプラント補綴部位のPMTCの具体的方法は、4章128ページを参照してください。
- 縁上の歯石除去を行う
- プロービングによる至適圧での歯肉の炎症状態をチェックする
- 口腔内の清掃状態をチェックする

164

第5章　予防処置としてのインプラントとインプラント補綴後のメインテナンス

〔図表86〕　　　（アルブレクトソンによる）
　　　　　　インプラント成功のための診断基準

- 天然歯に連結されていないインプラントは、臨床診査で動揺がない
- X線写真でインプラント周囲に何ら透過像が見られない
- 垂直的骨吸収はインプラント装着後、1年後から年に0.2mm以下であること
- 持続的・非可逆的な疼痛、感染、神経障害、麻痺、下顎管障害などの臨床症状がないこと
- 前記項目に関して、5年後の成功率は85%で、10年後では80%が最低の成功基準とする

② **上部構造装着から3ヵ月後**
- 歯肉の状態（視診）
- 咬合状態
- 患者さんの装着感
- スクリューの状態
- 歯肉の状態（視診）
- 咬合状態

③ **上部構造装着から6ヵ月後**
1〜3ヵ月後のチェック項目に加えて、次の項目をチェックします。
- X線診査
- プロービングによる至適圧での歯肉の炎症状態のチェック
- 他歯の状態もあわせて診査

ここで問題がなければ、以降3〜6ヵ月ごとのチェックをします。なお、X線診査は、1年〜1年半に1回を目安にします。

〔図表87〕 インプラント体のPitch間距離と
ブローネマルクシステムのインプラント体の場合

0.6mm
Pitch間距離
0.7
0.6
Mk Ⅲ
Mk Ⅳ
2.7
φ4.1
RP
レギュラープラットフォーム
0.8mm

メインテナンスを行うためには、まずインプラントが骨内に安定しながら、咬合に付与している状態の成功基準を知るべきです。

次に、メインテナンス時に参考になる、インプラント成功のための診断基準を取り上げます。インプラントの垂直的骨吸収を把握するには、X線写真上で行いますが、自分の使用しているメーカーのインプラント体のPitch間距離〔図表87〕を把握しておく必要があります。

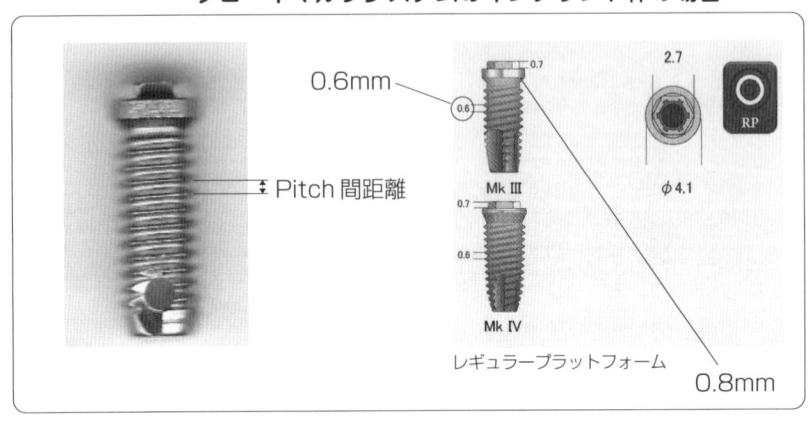

3 インプラントのプロービングを行う際の留意点

インプラント治療の予後に関して、インプラント周囲の骨吸収は非常に重要な問題となります。アバットメント接続後、インプラント体デザインにより異なりますが、1年間に1.5mm未満の骨吸収が起こります。その後、骨吸収は起こらないか、起こしても0.1mm/年程度のものが成功基

第5章 予防処置としてのインプラントとインプラント補綴後のメインテナンス

〔図表88〕　　　プロービングを行う際の留意点

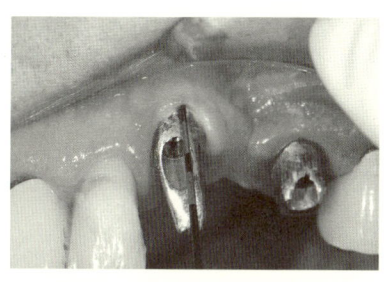

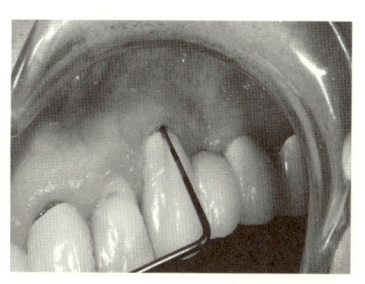

上部構造を装着したままだとプロービングが困難になる

準となります。

骨吸収を調べるにはX線検査、プロービングが有効です。ただし、X線検査では近遠心的な骨吸収は確認できますが、頬舌的な骨吸収は確認できません。しかし、早期の骨吸収は、頬側（唇側）から起こることが多いので、プロービングでその兆候を知ることは非常に重要となります。ですから、インプラント周囲のプロービングは頬舌（唇舌）側に限って、1年目以降行っていきます。

また、インプラント周囲の歯肉の炎症状態を診査するには、ブリーディングインデックスが有効なパラメータになります。ブリーディングが多い場合は、歯科衛生士による上部構造周囲の徹底的な清掃と、希釈したクロルヘキシジンの局所的な使用を行います。

インプラントのプロービングについての明確なエビデンスはありませんが、インプラント周囲の

歯肉の変化を診るためには重要な方法と考えられます。
これは、インプラントのプロービングにより、歯肉溝の深さと同時にブリーディングインデックスの情報も得られるため、これらをモニターすることは、歯肉の状態を把握するのに有効であるからです。

次に、インプラントのプロービングを行う際の注意点をあげておきます。

・インプラントの表面は、天然歯と比較して、歯周組織の結合や付着がかなり弱いために、プロービング圧は弱め（20〜30ｇ）に行う

・アバットメント表面のプラークを骨レベルに押し込まないように、プロービング前は歯肉縁上のクリーニングを十分に行う

・インプラント周囲の歯周ポケットの深さは、通常2〜6mmであるとの報告があります。6mm以下の歯周ポケットになるように、逆にメインテナンスを容易にするためにも、補綴物を装着する前に、歯肉の厚みを調整する必要があります。

・チタン性のプローブを使用する

・プロービングを行うことで、次の情報が得られます。

・ブリーディングの有無（炎症の程度を知る）

・骨吸収の変化

インプラント周囲の唇側、頬側の骨レベルの変化は、X線診査ではなかなか正確に把

168

第5章　予防処置としてのインプラントとインプラント補綴後のメインテナンス

> ### 自分の医院のインプラント成功率を把握しよう！
>
> 　インプラントの成功率は、一般に96〜97％といわれていますが、あくまでこれは目安です。自分の医院での、1年後、5年後、10年後の成功率を調べて、データを取っておくことは、非常に大切です。患者さんに説明する際に有効なのはもちろん、失敗した原因を分析し、それをまた臨床へフィードバックすることが可能となるからです。

握することが難しいものです。そこで、プロービングで重要となってくるのは頬舌側です。近遠心のプロービングは、ごく軽く、炎症の有無を知る程度で十分です。

　インプラント周囲組織のプロービングの是非について、現時点では賛否両論がありますが、明確な是非は決定されていません。

　インプラント周囲のプロービングを行うことで、表面の脆弱な付着ないし結合を破壊する恐れがありますが、初期の骨吸収は、唇・頬側から起こることが多いといわれているので、その兆候を知るにはとても有効になります〔図表88〕。

　通常、インプラント体から上部構造にかけて、大きくふくらんだエマージェンスプロファイルを有するために、上部構造を装着したままではプロービングは難しくなります。そのため、上部構造を外す必要があり、プロービングの頻度としては1年〜1年

〔図表89〕　口腔内写真の重要性

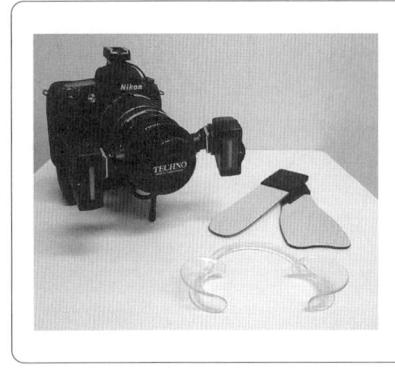

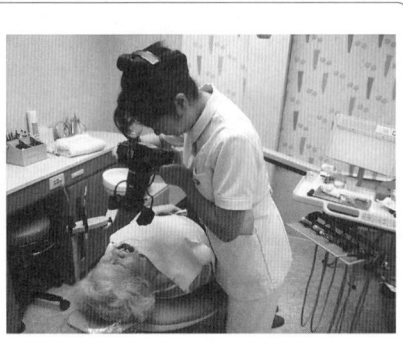

半が現実的なところになります。

4　資料としての口腔内写真はきわめて重要！

日常の歯科臨床の中で口腔内写真の必要性・重要性は、年々、増加しています。審美領域での治療で必須なことはよく知られていましたが、インプラント治療のときの術前術後、歯周治療の開始前と基本治療が終わったとき、そしてメインテナンスに移行時などでも重要な資料となります。

患者さんの中には、前の口腔内の状態を忘れてしまっていて、治療完了時の状態が、治療開始前の状態からそのまま続いていると思っている方がいます。また、患者さんによっては、術前の状態をまったく忘れてしまう方もいて、その結果、治療効果に疑問を呈す方もいます。

そうしたケースで有効なのが口腔内写真です。治療開始前の口腔内写真をお見せし、治療により

第5章　予防処置としてのインプラントとインプラント補綴後のメインテナンス

アバットメント（内冠）＋外冠の補綴物

　インプラント周囲の歯周組織を診査するには、アバットメント(内冠)＋外冠の補綴物が有利です。アバットメントに外冠を仮着でき、診査時（半年～1年）は外冠を外すことができます。スクリューで維持されている内冠を外すことはまれです。
　インプラント上部構造は、アバットメントからの立ち上がりが大きくなるので、この状態からプロービングなどを行って、歯肉状態を把握するのは難しくなります。
　スクリューリテンションの場合、繰り返しの着脱は、スクリューシステムに障害を与える可能性がありますので、この点からもアバットメント（内冠）＋外冠の補綴物が有利となります。
　また、下の写真にあるように、染め出し後に上部構造を外すと、どの部分に汚れがつきやすいかが一目瞭然です。患者さんにＴＢＩを行う際に、どの部分を注意して磨けばいいのかを、視覚的にわかりやすく説明できます。どうしても汚れの除去が困難な場合などは、上部構造の形態を修正する必要が出てくるために、そのヒントにもなります。

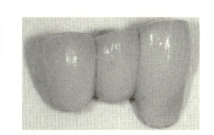

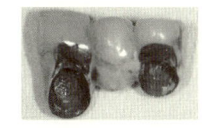

これだけ改善したということを説明すれば、キチンと納得していただけます。
　今は、一眼レフのデジカメも安くなり、操作も簡単で、歯科衛生士でも気軽に扱えるようになりました。一眼レフのデジカメをまだ導入していない医院は、ぜひ導入して、資料としての口腔内写真を撮影することをおすすめします。

第6章 予防歯科実践に役立つコミュニケーション技法

1 NBMの導入が患者さんとの関係をスムーズにする

NBM（ナラティブ・ベイスト・メディスン／Narrative Based Medicine：物語と対話にもとづく医療のこと）が近年、脚光を浴びてきています。

NBMとは、簡単にいいますと、患者さんのナラティブを中心に行っていく医療です。

「ナラティブ（narrative）」とは、日本語に訳すと「物語」「語り」となります。この「物語」は、いわゆる小説などの類ではありません。人が生きている世界、つまり人生そのものを指します。

もう少し具体的にいうと、その人の考え方・性格・好み・趣味・職業・人間関係などを包括し、それまで生きてきた人生もすべてひっくるめて、ナラティブ＝物語という言い方をします。

予防歯科を考えていく上で、このナラティブの考え方が大いに役立ちます。それは、予防歯科は継続が必要ですから、患者さんとは長いお付き合いになります。そのとき、患者さんのナラティブを考慮していったほうが、よりスムーズにうまくいくのです。

第6章　予防歯科実践に役立つコミュニケーション技法

1 NBMとEBMは"車の両輪"

まずEBM（エビデンス・ベイスト・メディスン／Evidence Based Medicine：科学的根拠にもとづく医療のこと）とNBMの関係について簡単に説明し、予防歯科でどのようにNBMを役立てていくかをお話していきます。

近年、EBMの重要性がさかんに唱えられ、臨床疫学的データが共有され、それを治療現場に生かすことによって、患者さんに多大かつ有益な効果をもたらしました。一方で、「科学的」という側面だけが強調されすぎた結果、「EBMは科学一辺倒の患者に冷たい医療である」という誤解が生まれたのです。

それを補うために生まれたのが、NBMなのです。NBMは患者さんのナラティブという視点から、患者さんとの相互交流を促進します。つまり、NBMはEBMを実践する過程で患者さんとのコミュニケーションを補うツールとなります。

結論的にいいますと、「EBMとNBMはけっして対立する方法論ではなく、目の前の患者さんの最大幸福を目指す、患者中心の医療実践のための車の両輪となる相補的な方法論である」と考えられます。

2 NBMを生かした効果的な対応を

次に、このNBMの考え方を、予防歯科を実際に行っていく上で、どのように用いてい

175

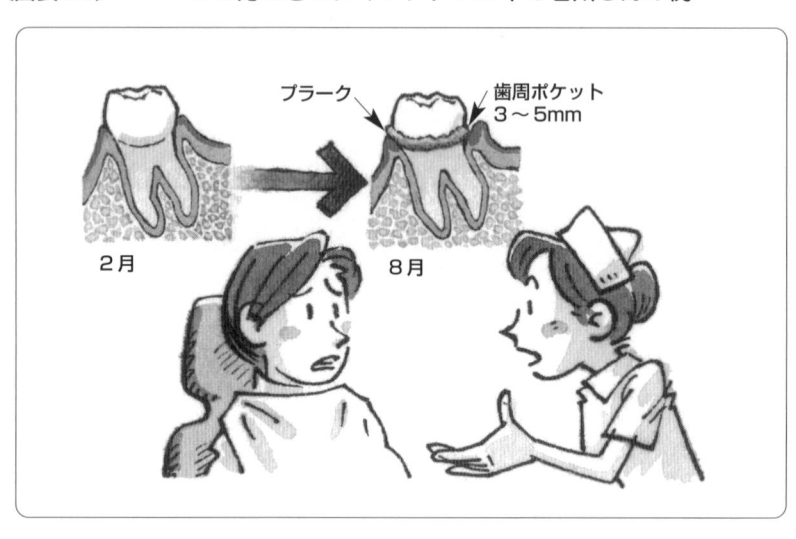

〔図表90〕　6ヵ月ごとのメインテナンス中の石川さんの例

プラーク
歯周ポケット 3〜5mm
2月
8月

くのか、具体例によって説明していくこととにしましょう。

症例は、歯周治療が一通り完了して、6ヵ月ごとのメインテナンスに移行した石川さん（仮名）です〔図表90〕。

2月に来院したときは、口腔内の清掃状態がよかったのに、8月に来院したときは、歯面にプラークが付着し歯肉の炎症も全顎的に見られました。歯周ポケットも部分的に深いところがあります。口腔内の清掃状態が、半年前に比べると明らかに悪化しています。

このようなとき、多くの歯科医師や歯科衛生士は思わず、次のようにいってしまいませんか？

「石川さん、6ヵ月前に比べると、ずいぶん汚れていますよ。歯ぐきも腫れて

176

第6章 予防歯科実践に役立つコミュニケーション技法

いますし、歯周ポケットも深くなっています。もっと、歯みがきを頑張ってやってもらわないと、このままでは……」
では、ナラティブ（＝物語）を考慮するとどうなるでしょうか。
「石川さん、最近、何か変わったこと、たとえば、生活の変化などありましたか？」といった話の切り出しになります。
歯科の場合、真っ先に口腔内だけに目がいってしまいますが、ナラティブを考慮すると、患者さんをとりまく生活環境やバックグラウンドからまず入っていきます。そして、患者さんを全体的に俯瞰するような眼で見ていきます。
患者さんのナラティブを意識した場合では、次のように続けていきます。

DH「石川さんの様子が何となく、お疲れのようだったので……」
石川「そう見えちゃいましたか……。実は、父が3月に病気をしまして……」
DH「そうだったんですか……。お父様が……。それは大変でしたね」
石川「はい、脳梗塞で緊急手術になって、手術の後もICUに2週間ほど入っていましたし……」
DH「さぞ、ご心配されたことでしょうね」
石川「はい、まだ入院しているので、毎日、看病で病院に行っているんですよ」
DH「それじゃあ、歯を磨いている暇もなかなかないですよね」

177

石川「そうなんです。子どももまだ手がかかるので、自分のことはついつい後回しになって……」

このようにコミュニケーションをとっていくと、患者さんも自分の事情を理解してくれたと感じることができます。

口腔内の所見から、頭ごなしに「汚れているからもっと磨け」といわれても、うまくいかないのは明白だと思います。ナラティブを意識することで、患者さんの状況に応じた対応が可能となります。

これこそがオーダーメイドの予防歯科プログラムの一環です。ナラティブは、特別な概念のように思われがちですが、実は皆さん、自然に身につけているのです。

日本には「場を読む」「以心伝心」といった非言語のコミュニケーションが昔からあります。この根本にあるのがナラティブです。ナラティブというベースを知っているから、「場を読む」ことが可能になり、「以心伝心」でも通じるのです。このことを認識するだけで、ナラティブに対する理解が深まります。

178

第6章　予防歯科実践に役立つコミュニケーション技法

2 デンタルコミュニケーションが来院の動機づけとなる

1 デンタルコミュニケーションは信頼関係構築のための有効なツールである

現代社会において、各方面でコミュニケーションの重要性・必要性が盛んに叫ばれています。それは、歯科医療でも同様です。

一般にコミュニケーションというと、患者さんと上手に話をすることだと誤解されがちですが、そうではありません。コミュニケーションの目的は、相手と相互理解を深めて信頼関係をつくることにあります。

コミュニケーションというと、「私は口数が少なく、口下手だから、コミュニケーションはダメ」という誤解をしている方が多くいます。口数の多さはコミュニケーションの要件ではありません。キチンとした理論と技術を学べば、誰でも良好なコミュニケーションをとることは十分可能です。ここでは、その概論を説明していきます。

歯科医療において、コミュニケーションが重要視される要因は【図表91】のとおりです。

歯科医療は術野が口腔内のために、必然的に患者さんとの距離が近くなります。そのため、患者さんは少なからず圧迫感を感じます。よくわからない人に、自分の体、とくに口

〔図表91〕　歯科医療においてのコミュニケーションの重要性

- 治療が長期にわたることが多い（う蝕・歯周病などの慢性感染性疾患）
- 治療において、患者さんが苦痛を伴うことが少なからずある
- 治療部位が口腔内のために、医療者と患者さんとの距離が必然的に近くなる
- 患者さんの治療への参画が不可欠である（う蝕・歯周病の治療など）
- 患者さんが自由診療などの治療法を選択するケースが多い
- 治療後のメインテナンスも長期にわたることが多い
- 患者さんは、治療の満足度だけでなく、心の満足度も求めていることが多い

　腔内を触られるのは誰でも嫌なものです。コミュニケーションによって、患者さんと良好な関係を築いておく必要のある理由が、ここにあります。

　また、歯科治療はどうしても治療が長期間にわたる場合が多く、患者さんのモチベーションの維持はもちろん、治療への患者さんの参画が必要不可欠です。

　とりわけ予防・メインテナンス処置では、機能障害や疼痛といった主訴が存在しないので、患者さんの来院する動機が弱くなりがちです。それを補うために、コミュニケーションは重要な役割を果たします。

　患者さんが、歯科医師や歯科衛生士としっかりとした人間関係を築けていれば、世間話をするために近所に行く感覚で来院できるようになります。

180

第6章　予防歯科実践に役立つコミュニケーション技法

2　コミュニケーションに必要な3大スキル

良好なコミュニケーションをはかる上で、基本となるのが次の3大スキルです。

◆ 聴く
◆ 質問する
◆ 伝える

この3つのスキルは、カウンセリングやコーチングには、非常に多くのテクニックがありますが、この3つのスキルを応用したものがほとんどです。つまり、この3つをおさえておけば、あらゆる場合に応用することができるといわれています。

ここでは、その中でも、とくに重要な「聴くスキル」について、解説していきます。

聴くスキルは、パッシブリスニングとアクティブリスニングの2つからなりますので、この2つについて説明していきます。

(1) パッシブリスニング

パッシブリスニングは共感的理解法のひとつで、受動的な聴き方のことです。著名な心理学者のカール・ロジャース博士が唱えたカウンセリング技法のひとつで、カウンセリングの場においてよく用いられます。

パッシブリスニングは、次のような方法で行っていきます。

① 沈黙
② あいづち
③ 思いを引き出す言葉

①と②は、相手の言いたいことを引き出す役割があります。「そうですか」「本当ですか」などのあいづちで、話し手は話しやすくなります。聞き手の沈黙や「ふ～ん」により、「聴く」ことによって、相手の心の問題の60％は解決できるといわれています。

③は「ドアオープナー」ともいい、コミュニケーションの相手に、もっと話すよう促す役目をします。

「その点について、もう少し話してくださいませんか？」「それについて、もっと知りたいのですが……」などといった問いかけがそれにあたります。つまり、悩みの答えは相手の中にある、という考えが基本にあります。相手の悩みに対して、こちらがアドバイスをするのではなく、相手の答えを引き出してあげるのです。このパッシブリスニングにより、相手の心の問題の60％は解決できるといわれています。

(2) アクティブリスニング

パッシブリスニングを補う手法が、このアクティブリスニングです。これは同じく共感的理解法のひとつで、能動的な聴き方のことです。これもカール・ロジャース博士のカウンセリング技法のひとつで、パッシブリスニング同様、カウンセリングにおいてよ

182

く用いられます。

アクティブリスニングは、次のようなステップからなります。

① 繰り返す
② 話をまとめる
③ 気持ちをくむ

相手の話を繰り返すというのは、「同意」ではなく「共感」です。繰り返すという行為の目的は、あくまでも「あなたの今の感情は～で間違いないですね」という確認のために行うものです。相手のいったことを、こちらがちゃんと聴いているということを、相手にフィードバックするのです。しかし、あくまでこれは「共感」であって「同意」ではありません。

そして、③の気持ちをくむ聴き方が、相手に「聴いてもらえた」「わかってもらえた」という印象を与えます。患者さんとの会話中に「この人にどのような治療をしたらよいだろう」などと考えずに、この技法を用いて一度は鏡になって話を聴いてみると、その効果を実感できるはずです。きっと普段聴けないような貴重な会話になります。

3 医療者と患者とのコミュニケーションギャップを埋める――レベル・ベクトル分析

予防・メインテナンスにおいては、いわゆる「痛み」という主訴が伴いません。そのため、予防やメインテナンスで歯科医院を受診する、通院を継続するには、直接的なモチベーションが乏しくなります。また、患者さんの病気に対する認識と医療者側の認識のズレが、臨床の現場ではよく起こりがちです。これはコミュニケーションギャップといわれるものです。

臨床コーチング研究会に所属し、神経内科医でもある田丸司先生が提唱しているレベル・ベクトル分析は、このコミュニケーションギャップを判断し、埋めていく上で、非常に有効なツールですので、ここで紹介していきましょう。

1　そもそも医療者と患者に認識のズレはなぜ起きる？

レベル・ベクトル分析とは、患者さんの意識の状態を3つのレベルで表します。

〈患者さんのレベルⅤ＝病気に対する意識〉

＋：「自分は健康である」という意識

第6章　予防歯科実践に役立つコミュニケーション技法

〔図表93〕医療者のレベル・ベクトル

＜医療者＞
・医療者のレベル＝病態の認識
　　＋　　　　0　　　　－
　　健康　　まあまあ　　病気

・医療者のベクトル＝治療の必要性の有無
　　↑　　　　→　　　　↓
　　治療希望　緊急性はない　治療不要

〔図表92〕患者さんのレベル・ベクトル

＜患者さん＞
・患者さんのレベル＝病気に対する意識
　　＋　　　　0　　　　－
　　健康　　まあまあ　　病気

・患者さんのベクトル＝治癒への思い
　　↑　　　　→　　　　↓
　　治療希望　積極的でない　治療拒否

0‥「まあまあ」という意識
－‥「自分は病気である」という意識

あくまで「患者さんの意識＝主観的なもの」であって、実際の「医学的な所見＝客観的なもの」（医療者の判断）とは、一致しないことがあります。

次に、患者さんの治癒への思いを、ベクトル（矢印）で表します。

∧患者さんのベクトル∨＝治癒の思い
↑‥治療を受けて改善していきたい
→‥時間があれば、またはお金があれば治療を受けてもいい（あまり積極的ではない）
↓‥治療は受けたくない＝治療拒否

同じように、医療者側のレベルとベクトルも表していきます。

∧医療者のレベル∨＝病態の認識
＋‥「患者さんは健康である」という意識

185

0…「まあまあ」という意識
―…「患者さんは病気である」という意識

∧医療者のベクトル∨＝治療の必要性の有無

↓…治療は必要ない
→…治療を受けても受けなくても、どちらでもいい（緊急性はない）
↑…治療が必要である

前述のように、患者さん側のレベルとベクトルは、あくまで患者さん自身の考え、つまり主観的なものです。一方で、医療者側のレベルとベクトルは、各種診査（問診・触診・視診など）から得られた所見と、検査データを総合した客観的なものになります。

そのため、患者さん側と医療者側では、しばしば病気に対する認識のズレが生じてきます。これがコミュニケーションギャップといわれるものです。

2 コミュニケーションギャップの実際

では、実際のコミュニケーションギャップの具体例を紹介しましょう。重度の歯周病患者さんの例を見ていきます〔図表94〕。

186

第６章　予防歯科実践に役立つコミュニケーション技法

〔図表95〕コミュニケーションギャップの例2

```
80歳、歯牙に多少の動揺がある
〈患者本人〉
・レベル：－
・ベクトル：↑        コミュニケーション
                    ギャップ
〈医療者〉
・レベル：０
・ベクトル：↓
```

〔図表94〕コミュニケーションギャップの例1

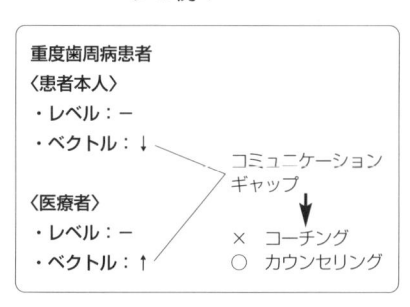

```
重度歯周病患者
〈患者本人〉
・レベル：－
・ベクトル：↓        コミュニケーション
                    ギャップ
〈医療者〉
・レベル：－
・ベクトル：↑        × コーチング
                    ○ カウンセリング
```

患者さんのレベルは、「－」つまり「自分は病気である」という意識になります。歯牙の動揺や歯肉からの出血、口臭などの症状があるので、患者さん自身でも自分は病気、歯周病だと意識する場合が多くなります。

歯科医療従事者のレベルとしても、各種検査結果（歯周基本検査・Ｘ線検査など）から「－」つまり「患者さんは病気である」という意識になり、ベクトルも「↑」つまり「治療が必要である」になります。これは、歯科医師や歯科衛生士なら当然です。

しかし、このとき患者さんのベクトルが医療者と一致するとはかぎりません。〔図表94〕のように、患者さんのベクトルが「↓」つまり「治療は受けたくない＝治療拒否」ならば、患者さんと医療者の間にコミュニケーションギャップが生じます。病気であるという認識は共通していますが、ベクトルは逆なのです（患者さん：治療は受けたくない↔医療者：治療が必要）。

患者さんは、自分は病気＝歯周病であるということがわ

187

かっていながら、治療は受けたくないという状態ですから、歯周病治療の導入からスムーズにいかないことは容易に想像できます。これは、予防メインテナンスに移行する以前の問題です。そのため、治療導入のためにカウンセリングが必要になってきます。この場合は、コーチングの適応にはなりません。コーチングは、あくまで患者さん自身の意思を尊重し、自発的な行動をサポートしていくものだからです。

これとは逆のケースもあります。80歳の患者さんで、歯牙に多少の動揺があることを主訴としています。この場合は、患者さんのレベルは「一」で「自分は病気である」という意識、ベクトルは「↑」、つまり治療を受けることを望んでいます〔図表95〕。

一方、医療者側のレベルは「0」で、「まあまあ」という意識、80歳という年齢のこともあり、それほど病気という意識はありません。そのため、ベクトルは「→」で治療は必要ないと考えています。患者さんは、病気で治療を望んでいるのに、医療者側は病気という認識もなく、治療も不要と考えています。これがコミュニケーションギャップです。

これらを理解した上で、患者さんとキチンとコミュニケーションをとらないと、治療拒否と受け取られ、トラブルの原因になることもあります。

3　コミュニケーションギャップを理解した診療のすすめ方

次に、このコミュニケーションギャップを意識して、診療をどうすすめていくか、その

第6章　予防歯科実践に役立つコミュニケーション技法

〔図表96〕コミュニケーションギャップを意識した治療

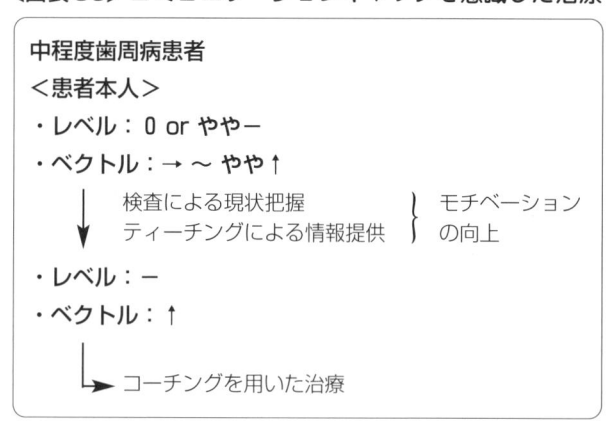

```
中程度歯周病患者
＜患者本人＞
・レベル：0 or やや−
・ベクトル：→ 〜 やや↑
    ↓       検査による現状把握    ｝ モチベーション
            ティーチングによる情報提供      の向上
・レベル：−
・ベクトル：↑
    ↳ コーチングを用いた治療
```

方法をみていきます。

中程度の歯周病である患者さんのケースを紹介しましょう【図表96】。患者さんのレベルは、「0」〜「やや−」で、「自分は病気である」という意識は乏しいことがわかります。歯周病という自覚症状がほとんどないケースです。そのため、患者さんのベクトルは「→」〜「やや↑」で、それほど治療に対しても積極的ではないことがうかがえます。

日常の臨床でも、このような患者さんはたくさんおられるのではないでしょうか。治療を開始しても、途中で中断してしまったり、仮に歯周治療が完了してメインテナンスに移行しても、リコールの反応がなかったりすることが多いことでしょう。

こうした患者さんの場合、治療開始前に患者さんのベクトルを「↑」、つまり治療を受けて改善を望む状態にしていく必要があります。これが、いわゆる患者さんのモチベーションの向上

189

〔図表97〕　歯周病と全身疾患

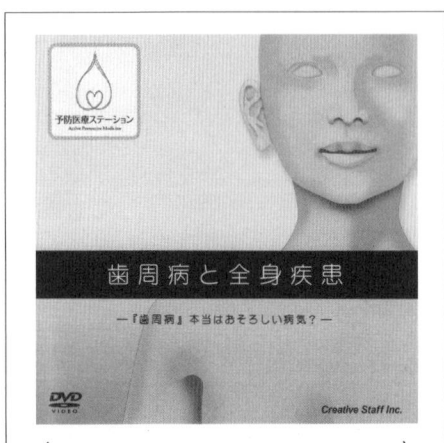

（株式会社リージャー／予防医療ステーションプロジェクト推進室）

といわれるものです。

具体的には、歯周基本検査・X線検査などの各種検査によって、患者さんの口腔内の状態を診査し、患者さんに説明します。この時、患者さんに自分の口腔内の状態をキチンと理解していただくことが必要です。一連の検査の意義・目的、そしてそのデータから何がわかるのかを理解してもらいます。

当院では、歯周基本検査の前に、説明用の資料やDVD〔図表97〕などを用いて、歯周組織の構造から歯周病の成因、基本的な用語（歯周ポケットやプラーク、バイオフィルムなど）、歯周病と全身疾患の関係などを、最低30分かけて歯科衛生士が説明します。これらは、ティーチング（指導）の一環となります。

これら一連のティーチングによる情報提供は、初回のみでなく常に行うようにします。それによって患者さんのベクトルが「↑」、「治療を受けて改善していきたい」に変化するよう促して、ベクトルが「↑」

190

第6章　予防歯科実践に役立つコミュニケーション技法

> **コーチングとは？**
>
> 　コーチングは、1960年代にアメリカで誕生したコミュニケーション技法。「人の力を引き出すには、どうすればいいか？」ということを基本テーマとしています。心理学・接遇学・成功哲学・リーダーシップ論の要素をミックスして「その人の中に眠っている答えを引き出して、自発的行動を引き出していく」ことを目的とします。コーチは、スポーツの世界で指導者の意味で使われることが多いのですが、語源は「馬車」の意味。大切な人を目的地まで送り届けることで、相手の目的を明確にする手助けをして、伴走しながら一緒に歩いていくことです。

になった段階で、はじめて歯周基本治療を開始します。回り道のようですが、患者さんのモチベーションが高いので、よほどの理由がないかぎり中断は考えられません。

治療段階では、患者さんのベクトルが「↑」ですから、今度はコーチングを用います。コーチングは、あくまで患者さんの自発的な意識・行動をサポートしていくのが基本ですから、ベクトルが「↓」～「やや↑」の時に行ってはじめて、大きな効果が得られるのです。歯周病のような慢性疾患を対象にする場合、治療効果が今ひとつの時は、このコミュニケーションギャップが原因であることが少なくありません。

患者さんのレベルとベクトルを的確につかむことの重要性を、理解していただけたでしょうか。

長期のメインテナンスを継続していくには、

患者さんのモチベーションの維持にかかっていますから、患者さんとコミュニケーションを密にとっていくことが必須です。そのため、医療者側に必要なことは、患者さんとのコミュニケーションギャップに留意して、患者さんのベクトルがどこを向いているかを意識することです。コミュニケーションギャップを正確に把握しながら、紹介したティーチングやコーチングなどのテクニックを使い分けていくことが重要です。

4　GROWモデルによるオーダーメイドのメインテナンス計画を立てる

私たちは治療計画作成時にGROWモデルを使用しています。このGROWモデルは、コーチングの手法としてもっとも一般的なものです〔図表98〕。予防メインテナンスは長期間にわたるので、患者さんの一定の時間と費用を費やすことになります。また、何より患者さんのモチベーションの維持が重要です。このGROWモデルはそれらを考慮して、オーダーメイドの予防メインテナンスプランを作成していくときに、非常に有効なツールとなりますので、ぜひ参考にしてください。

治療後、このGROWモデルにもとづいて、患者さんごとのオーダーメイドのメインテナンス計画を立てていきます。また、計画立案の前に、以下の点を患者さんと確認して理解してもらう必要があります。

第6章　予防歯科実践に役立つコミュニケーション技法

〔図表98〕　　　　　　GROWモデルとその会話例

G：Goal「目標の明確化」
＜実際の会話例＞
・10年後どのようなお口の状態でいたいですか？
・何か改善したいと思う箇所はありますか？

R：Reality「現実把握」
＜実際の会話例＞
・長期的にみて、もっとも問題になりそうなところはどこだと思いますか？
・完全なお口の状態を100とすると、○○さんの場合、ご自分ではどのくらいだと思いますか？

R：Resource「資源の発見」
＜実際の会話例＞
・1年のうち、予防メインテナンスにどのくらいの日にちと時間を確保できますか？
・それに対して、どのくらいの費用をお考えですか？

O：Options「選択肢の創造」
＜実際の会話例＞
・どのようなメインテナンス法がしっくりきましたか？
・いろいろなメインテナンス法を考えてみませんか？
・○○さんは、年に何回くらいのお手入れが必要だと思われますか？

W：Will「目標達成の意思」
・今まで行ってきたメインテナンス法はいかがでしたか？
・○○さんのメインテナンス法はどのような効果があると思われますか？
・来年も○回、お会いしたいと思いますが、いかがでしょうか？
・治療後のチェックは何ヵ月後を考えていますが、いかがでしょうか？

- 歯周治療後（SRP、歯周外科など）は完治したわけではなく、油断すると後戻りを起こしやすい
- ホームケアは必須である（患者さん自身によるプラークコントロール）
- ホームケアを補うプロフェッショナルクリーニングにより、これを補っていくことが理想である
- 補綴物は人工物なので、絶えずチェックが必要である（咬み合わせは、咬耗により変化することもある）
- 歯周病は全身疾患の関連性がある

治療終了後、これらの点を十分に説明し理解していただいた上で、メインテナンスに移行することが大切です。「定期健診」という言葉だけでなく、その内容および意義について患者さんが理解することで、モチベーションの向上と維持につながっていきます。

本章で述べてきたNBM、デンタルコミュニケーションの各スキル、GROWモデルなどについて、もっと詳しく知りたい方は、石川明監著、芳賀浩昭著『ナラティブに基づいたデンタルコミュニケーション』（クインテッセンス出版刊）を参照してください。

●結びに代えて

石川先生とともに、7年前から本格的に予防歯科の研究をはじめ、それらをいしかわ歯科医院で実際に実践しながら、3年前よりDHA（デンタルヘルスアソシエート）で予防歯科セミナーを行ってきました。この数年、予防歯科に対する多くの先生方、歯科衛生士さんたちの関心の高まりを実際に肌で感じております。

それらを通して、常々思うのは、日本における予防歯科は修復型の治療と共存しながら行っていくのが現実的だということです。つまり、修復治療後のメインテナンスを中心にしながら、患者さんに継続して歯科医院に来院していただくシステムを構築していくのが、本書で提唱している予防歯科の導入・実践方法の趣旨となります。

ただ、その中で若年層を中心にう蝕が減少しているために、北欧のような天然歯の保護も同時に準備していく必要があります。本書の中で、そのための一定の考え方と方向性も示しました。これらのアイデアの数々が読者の皆様に、予防歯科の導入・実践の一助となれば幸いです。

平成20年10月10日

芳賀　浩昭

● あとがき

予防歯科や疾病の早期発見の重要性が少しずつ患者さんの間に浸透し、定期健診・予防処置のためだけに歯科医院に来院される患者さんが、年々、増加してきました。また、バイオフィルムの除去を歯科医院で定期的に行うことで、う蝕や歯周病の発症をある程度予防できることが、アクセルソン教授らの研究により証明されてきました。

患者さんが長期間にわたって定期的に歯科医院に来院し、PMTCをはじめとする予防処置の数々を受けることは、口腔内の健康の維持に必要不可欠であることは判明しましたが、問題はそれをどのように継続していくかということになります。どんなに素晴らしい予防メインテナンスプログラムを作成し、歯科医師・歯科衛生士が最新の知識をもち、優れた技術をもっていても、患者さんが歯科医院に来院しないことには、それらが宝の持ち腐れになってしまうのです。患者さんが歯科医院に継続して来院してもらうことが、予防歯科を行っていく上で必須の条件となります。

そこから、患者さんのモチベーションの維持、患者さんを受け入れる歯科医院側のシステム、医院経営上の問題（診療報酬・人件費・経費・税金等）など、考えなくてはならない難題が山積しております。

著者らは、試行錯誤の上、本書で述べてきたようなシステムを構築し、患者さんに提供してきました。私どもの医院では、数年前よりこのシステムを実践することで、多くの患者さんに、予防メインテナンスのためだけに来院していただいております。定期的な予防メインテナンスを通して、多くの患者さんの口腔内の健康増進、QOLの向上に貢献してきた自負があります。そして、定期的に予防メインテナンスのためだけに来院する患者さんが、年々、増えていることから、私たちのシステムが患者さんに支持されやすいシステムであろうと考えております。

今後の課題として、インプラント補綴後のメインテナンス方法を確立することがあげられます。現在の歯科医療の現場において、インプラント補綴が確固たる地位を確立したのは周知のとおりです。しかし、今後は、補綴後の長期経過中にインプラント周囲炎（Peri-Implantitis）などの問題も増加してくることが予想されます。

それらに対応する準備として、国内外の多くの文献を元に、インプラント補綴後のメインテナンス方法を試行錯誤のうち、開発し取り組んでおります。もちろん、まだ完全なものとはいえませんが、本書で示した方法が、読者の先生方、歯科衛生士さんらの日常臨床に何か一つでもお役に立てれば幸いです。

本書は、第1章を岩田健男先生に執筆していただき、第2章〜第5章を石川が担当し、第6章を当院の芳賀浩昭が担当しました。いわば3人による合作でもあります。

そして、20年間にわたって、日常臨床の良きパートナーであるいしかわ歯科医院の歯科衛生士佐藤康子をはじめ、当院のスタッフ一同に改めて感謝いたします。また、このような執筆の機会を与えてくださったクインテッセンス出版株式会社の佐々木一高社長、著者の拙い原稿を素晴らしいものに仕上げてくださった村岡廣介編集長、江森かおりさんに深く感謝いたします。

同時に、長年にわたっていしかわ歯科医院をご指導くださっている朝日大学副学長赤石健司先生、明海大学歯学部歯周病学講座教授申基喆先生、慶應義塾大学医学部歯科・口腔外科学教室講師の河奈裕正先生には、この場をお借りして御礼申し上げます。

平成20年10月10日

石川　明

[著者のプロフィール]
岩田 健男（いわた　たけお）
1976年大阪歯科大学卒業（DDS）、1980年米国インディアナ大学歯学部大学院補綴科卒業（MSD）、1999年新潟大学歯学部（歯学博士）。現在、東京都開業、デンタルヘルスアソシエート代表、明海大学歯学部臨床教授、日本顎咬合学会監事、米国歯科大学院同窓会元会長、歯科医院経営研究会理事長。『増補改定版 日常臨床のためのオクルージョン』（クインテッセンス出版刊）など、著書・訳書多数。

石川 明（いしかわ　あきら）
1983年日本大学松戸歯学部卒業（DDS）。1988年医療法人社団明翔会いしかわ歯科医院を設立、理事長となる。現在、歯学博士、臨床研修医指導医、デンタルヘルスアソシエート講師、日本顎咬合学会指導医、心理カウンセラー。臨床医として、審美治療、インプラント治療、予防歯科に力を入れている他、10数軒の歯科医院のアドバイザーも務め、ほとんどの医院で大幅なリコール率・自費率向上を達成している。著書に『ナラティブに基づいたデンタルコミュニケーション』（共）（クインテッセンス出版刊）がある。

[連絡先]いしかわ歯科医院　〒178-0063　東京都練馬区東大泉6-47-6
http://www.ishikawa-dc.com

[歯科医院経営実践マニュアル]
増患増収の予防歯科医院づくり

2008年12月10日　第1版第1刷発行

著　　者	岩田　健男／石川　明
発 行 人	佐々木一高
発 行 所	クインテッセンス出版株式会社
	東京都文京区本郷3丁目2番6号　〒113-0033
	クイントハウスビル　電話　(03) 5842-2270（代　表）
	(03) 5842-2272（営業部）
	(03) 5842-2280（編集部）
	web page address　http://www.quint-j.co.jp/
印刷・製本	サン美術印刷株式会社

©2008　クインテッセンス出版株式会社　　禁無断転載・複写
Printed in Japan　　落丁本・乱丁本はお取り替えします
ISBN978-4-7812-0045-3　C3047
定価はカバーに表示してあります

患者さんの信頼を得る、自費率を向上させる最適のコミュニケーション法がこの1冊に！

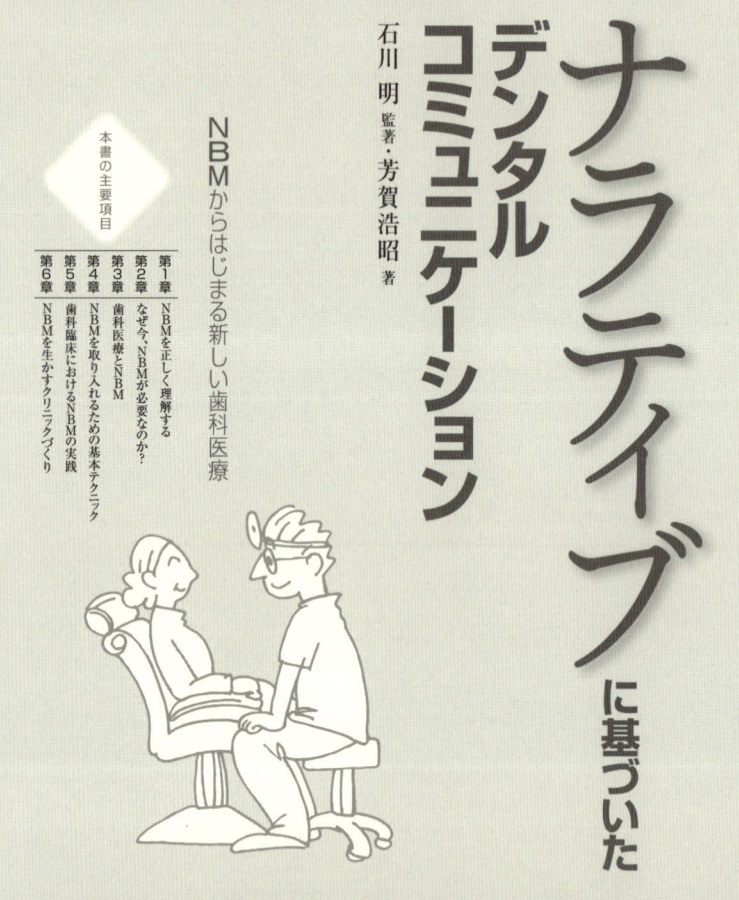

ナラティブに基づいたデンタルコミュニケーション

石川 明 監著・芳賀浩昭 著

NBMからはじまる新しい歯科医療

本書の主要項目

- 第1章 NBMを正しく理解する
- 第2章 なぜ今、NBMが必要なのか？
- 第3章 歯科医療とNBM
- 第4章 NBMを取り入れるための基本テクニック
- 第5章 歯科臨床におけるNBMの実践
- 第6章 NBMを生かすクリニックづくり

会話を通じて患者さんの「ナラティブ＝語り、物語」を理解し、臨床に生かす新しいコミュニケーション法が今、歯科医療の現場でも求められている。歯科における「NBM＝ナラティブに基づいた医療」がわかりやすく解説され、NBMを生かした患者さんとの会話例、自費率向上のステップなど、新しい医院づくりと充実を目指した本書は、すべての歯科医療従事者必読の1冊である。

●サイズ：A5判　●160ページ　●定価本体：2,000円（税別）

クインテッセンス出版株式会社

〒113-0033　東京都文京区本郷3丁目2番6号　クイントハウスビル
TEL. 03-5842-2272(営業)　FAX. 03-5800-7592　http://www.quint-j.co.jp/　e-mail mb@quint-j.co.jp